면역
다이어트

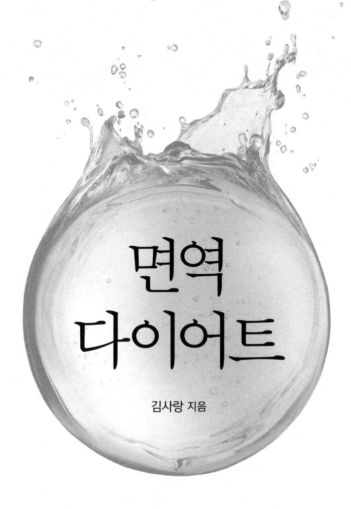

면역
다이어트

김사랑 지음

내 몸의 면역력은 높이고 염증은 줄이고
체질은 바꿔 주는 신개념 다이어트

카시오페아
Cassiopeia

의사인 나와 남편이
'면역 다이어트'를 하게 된 이유

안녕하세요. 가정의학과 의사이자 영양사로 지금은 서울 압구정에서 면역 다이어트 병원을 운영하는 이 책의 저자 김사랑입니다. 난생처음 들어 보는 '면역 다이어트'라는 개념이 생소하시죠?

'면역'은 '면역력이 강하면 감기 같은 질병에 잘 안 걸린다, 반대로 면역력이 약하면 감염에 취약하다' 같은 맥락에서 주로 이야기되고, '다이어트'는 '살찐 사람들이 하는 것'인데 '면역' + '다이어트'라는 익숙지 않은 조합은 무엇인지 당황스러

우시죠?

거기에 나는 살찌지 않았으니 '면역 다이어트'가 무엇이건 간에 나와는 상관없다 생각하고 책을 접으려는 분들, 잠깐만 기다리세요!

저 역시 어디 가도 날씬하다는 소리 살짝 지겹도록 듣는 사람이지만 수년째 면역 다이어트 중이고요. 365일 24시간 식스팩 복근이 장착된 40대 몸짱 의사 저희 남편도 생존을 위한 면역 다이어트를 한 지 어언 7년이 넘었습니다.

날씬한 몸매를 유지하기 위해서 다이어트를 하는 것이냐고요? 아닙니다. 살기 위해, '생존'을 위해 면역 다이어트를 하고 있습니다.

저희 병원 환자들 역시 일반적인 다이어트 개념에서 보았을 때 다이어트가 필요한 몸매를 가진 사람부터 겉으로 보면 전혀 다이어트가 필요해 보이지 않는 환자까지 다양한 체형을 가진 다양한 연령의 환자들이 각자 나름의 이유로, 공통적으로는 생존을 위해 면역 다이어트를 하고 있습니다.

저에게는 생존을 위한 면역 다이어트에 진심일 수밖에 없는 속사정이 있습니다.

저는 인턴 시절 시작된 공황 발작을 비롯한 불안 장애, 우울증, 불면증 같은 정신 건강 문제와 함께 원인 모를 피부병과 하혈, 전신 통증 같은 신체 증상으로 의사 일을 계속할 수 있을지 없을지, 아니 그보다 삶을 지속할지 말지 고민하는 제 자신을 발견하는 힘든 시간을 보냈습니다. 약물 치료만으로는 쉽게 좋아지지 않았고 시행착오를 겪긴 했지만 식단, 마음 관리, 운동, 생활 전반의 개선을 통해 몸과 마음의 건강을 회복할 수 있었습니다. 지금 되돌아보면 그때가 면역 다이어트의 시초였습니다.

그리고 제 건강이 나아지자 남편 건강에 적신호가 켜졌습니다. 경고성 위험 신호 수준이 아니기에 '적신호'라는 것은 적절한 표현이 아니겠네요. 5년 생존율이 20~25퍼센트 정도로 심각한 상태였으니 건강에 '핵폭탄'이 터졌다고 해야 맞겠습니다.

'대량의 복수가 동반된 비대상성 간경변', 흔히 '간경화'라고 불리는 병이 남편에게 찾아왔습니다. 5년 생존율이 20~25퍼센트라는 것은 5년 후에 살아 있을 확률이 환자 4~5명 중 1명밖에 되지 않는다는 의미입니다. 건강했던 30대 응급의학과 의사인 남편은 5년 후 생존을 기약할 수 없는 환자가 되었습니다. 어째서 저와 남편이 '생존'을 위해 면역 다이어트 중이라고 했는지 이해가 되죠?

　남편과 저 모두 계속된 당직과 교대 근무로 서로 얼굴 보기 힘들었던 시절, 오랜만에 만난 남편은 배가 나와서 밥을 먹기 힘들다며 저녁밥을 먹는 둥 미는 둥 했고 샤워를 마치고 나온 남편의 복부는 심상치 않았습니다. 설마 본인이 복수가 찰 거라고 전혀 상상하지 못했던 남편은 응급실에서 셀 수 없이 많은 환자의 복수를 빼면서도 자기 몸 상태는 알아채지 못했던 겁니다.

　B형 간염 보균자지만 6개월마다 하는 간 수치 혈액 검사와 간 초음파 검사에서 아무런 문제가 없었고 누구보다 건강했던 남편이었습니다. 하지만 응급실 근무를 하며 밤낮이 바뀐 불규칙한 생활과 극심한 스트레스, 망가진 식단으로 면역력이 떨어지면서 B형 간염 바이러스가 폭발적으로 늘어나며 간세포가 손상되었고 결국 간경화 진행에 복수까지 차게 된 것이었습니다.

　그때부터 남편을 살리기 위한 면역 다이어트가 시작되었습니다. 잠잘 시간도 부족했던 전공의 시절을 포함해 3년 넘게 도시락을 싸고 면역력을 높이기 위한 종합적 관리와 치료에 매달렸습니다. 남편 같은 만성 간 질환자는 면역력 관리가 무엇보다 중요합니다.

질병으로 인해 일종의 면역 저하 상태이기 때문에 각종 감염에 취약해 예방 접종도 일반인과 다른 가이드라인에 따라 철저하게 해야 하고 건강한 사람은 별일 아니게 넘어갈 수 있는 사소한 감염도 치명적일 수 있습니다. 특히나 간이 좋지 않으면 항생제나 소염 진통제 같은 감기약 정도의 약물 하나도 간에 무리를 줄 수 있어 맘 편히 사용할 수 없기에 더욱 그렇습니다. 그래서 최대한 면역력 강화를 통해 감염병을 일으키는 각종 바이러스나 세균과 같은 침입체의 공격을 막고 승리할 수 있는 상태를 만드는 것이 중요합니다.

이쯤 되면 제가 남편의 면역 강화에 매달린 이유는 충분히 납득이 가실 테지요. 그런데 다이어트라니? 무슨 간경화 환자가 다이어트가 필요한가 싶으실 겁니다. 심지어 저희 남편은 아프기 전에도 한평생 말랐다는 소리만 듣던 사람이거든요. 자세한 내막을 모르는 분들은 저런 남편한테 무슨 다이어트를 시킨다는 것인지 도저히 이해가 안 될 겁니다.

그런데 다이어트는 뚱뚱한 사람들만 하는 것이 아닙니다. '다이어트diet'의 사전적 의미를 찾아보면 명사로 '식사, 식습관'이라는 넓은 의미를 갖습니다. 동사로 '다이어트하다'라고

할 때도 '살을 빼기 위해서'라는 목적은 찾아볼 수 없습니다. 단순히 살을 빼기 위해서 음식의 종류와 양을 제한하는 것만이 다이어트가 아닙니다. 살찌기 위해서 식단 관리를 한다면 그것 역시 '다이어트'입니다. 건상을 위해서 식단과 식습관을 관리하는 모든 행위가 '다이어트' 개념에 포함됩니다.

그런 측면에서 남편은 복수가 있었던 초창기에는 복수 해소를 위해서, 이후에는 간세포를 손상시키는 염증과 활성 산소를 낮추기 위해서, 면역력을 높이기 위해서, 지방간과 간염, 간암을 예방하기 위해서, 여전히 '다이어트'를 하고 있습니다. 앞으로 소개될 면역 다이어트 말입니다.

이 정도면 제가 면역 다이어트를 하고, 남편에게 시키고, 병원까지 만들어서 면역 다이어트 치료를 하는 이유가 충분하다 생각될 수도 있겠지만 사실 더 결정적인 이유가 있습니다.

저는 '암과 치매를 예방하기 위해' 면역 다이어트를 합니다. 서울대병원을 떠나 암 환자 전문 병원에서 암 환자를 치료하던 의사로서 그리고 암 환자의 보호자였으며 '암'이라는 질병으로 사랑하는 가족을 잃은 사람으로서 말입니다.

면역 기능이 저하되면 염증과 활성 산소에 의해 손상된 세포가 암세포가 되어 증식되기 전에 손상 세포, 노화 세포, 전

암 세포precancerous cell, 암세포를 우리 몸에서 제거하는 데 실패하게 됩니다. 즉, 면역력이 떨어지면 감기 같은 감염성 질병이 호발하고 잘 낫지 않는 것도 문제지만 더 큰 문제는 '암cancer'입니다. 당뇨 환자나 자가 면역 질환, 장기 이식 등의 이유로 면역 억제제 치료를 받는 경우처럼 면역력이 떨어진 사람들이 일반인보다 암 발병률이 몇 배나 높은 것도 '면역 저하' = '암 발생 증가' 기전에 의한 자연스러운 결과입니다.

이렇듯 면역력이 떨어지면 암에 잘 걸리듯 역으로 면역력이 높은 경우 암에 걸리는 것을 예방할 뿐 아니라 이미 암에 걸린 암 환자의 치료에도 효과적입니다. 1세대 세포 독성 항암제, 2세대 표적 항암제에 이어 3세대 항암제로는 '면역 항암제'가 다양한 암 치료에 활발하게 사용되고 있습니다.

과거 암 환자들의 면역 치료와 영양 치료를 담당했던 저는 암을 진단받은 환자들의 치료를 넘어서 더 많은 사람들을 대상으로 큰 병에 걸리기 전 미리 예방할 수 있는 치료를 하기로 마음먹었습니다. 그것이 바로 '면역 다이어트' 치료입니다.

면역 다이어트는 암, 치매 같은 무서운 질병에 걸리지 않고 건강하게 살기 위한 '베스트 보디best body'를 찾아가는 과정입니다. 짧은 단어로 표현하기 위해 어쩔 수 없이 베스트best(최고의) 보디body(몸)라고 한 것이지 '베스트 보디'는 '몸'에만 국한된 것이 아닙니다. 면역력, 질병과 통증 상태, 정신 건강과 기분 상태mood, 피로와 활력도 같은 몸과 마음의 컨디션 전반이 최적에 이르는 상태가 바로 '베스트 보디'입니다.

누구에게나 면역력을 포함한 몸과 마음의 건강이 최상, 최적의 상태가 되는 몸무게와 체성분 구성이 존재합니다.

[162센티미터, 몸무게 50킬로그램, 골격근량 22킬로그램, 체지방률 19퍼센트]

이것이 저의 '베스트 보디' 상태입니다.

여기서 살이 찌면 평소보다 몸이 무겁고 소화가 잘 되지 않아 속이 더부룩한 증상과 함께 가슴도 답답해집니다. 체중 증가와 함께 과거 크게 넘어지면서 생긴 오른쪽 무릎 통증과 왼쪽 발목 통증도 더 심해집니다.

반면에 여기서 살이 빠지면 면역력 저하로 인한 감기 같은 각종 감염병과 구내염, 입술 헤르페스 같은 것들이 호발하고 과거 앓았던 공황 장애 증상으로 가슴 두근거림이나 불안 증상이 다시 찾아오려 합니다.

겉보기에는 날씬한 몸매를 가진 저도 '베스트 보디' 상태를 유지하기 위해 일상에서 지속적으로 면역 다이어트를 실천할 수밖에 없는 이유입니다.

본인이 베스트 보디 상태인지 아닌지 확인할 수 있는 간단한 체크리스트가 있습니다. 아래 항목 중에 몇 개나 해당하는지 세어 보세요.

- 몸이 무겁고 자꾸만 눕게 된다. 유난히 피곤한 날이 많고 때로는 무기력하다.
- 무릎이나 허리 통증 같은 각종 관절 통증이 심하다.
- 만성적인 소화 불량이나 복통, 두통 증상이 있다. 병원에 가서 검사해도 특별한 진단을 받지 못했다.
- 감기 같은 감염에 잘 걸린다. 대상 포진에 걸린 적 있다. 방광염, 구내염 같은 염증으로 고생 중이다.
- 수면에 어려움을 겪는다. 불면증이나 코골이, 수면 무호흡증이 있다.
- 갑작스럽게 발생한 두드러기, 발진 같은 피부 질환에 시달리며 특별한 원인을 찾지 못했다.
- 가임기 여성인 경우 과도한 월경 출혈이 있거나 혹은 반

대로 규칙적으로 생리가 나오지 않는 생리 불순이 심하
다.

– 당뇨, 고혈압, 고지혈증, 지방간과 같은 대사성 질환 관
련해서 진단을 받고 치료 중이거나 전 단계, 경계성 상
태이다.

– 뱃살이 접히거나 혹은 뱃살이 접히지도 않을 만큼 빵빵
하다.

– 검진에서 양성일지라도 혹, 결절이나 용종 같은 것들이
자꾸만 발견된다.

– 동년배와 비교해서 체력이 많이 떨어진다.

위의 문항에서 적어도 세 가지 이상 해당한다면 당신은
'베스트 보디'로 가기 위한 '면역 다이어트'가 누구보다 필요한
사람입니다.

너무나 감사하게도 병원을 시작하고 전국에서 많은 분들
이 찾아 주고 계십니다. 면역 다이어트는 식단, 운동, 마음 관
리, 생활 전반의 교정이 필요하기에 환자 한 명당 상담 내용
은 많고 제 몸은 하나이기에 모든 분을 다 수용할 수 없음에
항상 죄송스러운 마음입니다. 그래서 이 책에 저 없이도 혼자

서 충분히 실천할 수 있는 면역 다이어트 비법을 담았습니다. 면역 다이어트를 통해 모두가 몸과 마음의 건강을 얻을 수 있기를 기원합니다.

가정의학과 전문의 & 영양사 김사랑 올림

3장 내 몸의 면역력은 높이고
체질은 바꿔 주는 '면역 다이어트'

4장 지금 당장 '면역 다이어트'를 시작하세요

| 1장 |

내 몸을 살리는
'면역 다이어트'

다이어트 약물 중독,
잘못된 다이어트의 위험성

'나비약'이라고 들어 보셨나요? 성분명 펜터민phentermine. 대표적인 다이어트 약물인 식욕 억제제로 알약의 모양이 나비처럼 생겼다고 해서 일명 '나비약'으로 부릅니다. 이 약을 먹으면 식욕이 싹 사라져 밥을 먹지 않아도 배고픔을 느끼지 못합니다. 효과는 빠르고 강력하지만 가슴이 두근거리고 불면증, 두통, 심하면 환각, 공황, 정신 분열 증상까지 유발합니다. 한창 나비약이 유행하더니 이후에는 나비약의 펜터민 성분에 뇌전증 치료에 사용하던 토피라메이트

topiramate를 더한 '큐시미아' 형태로 처방되고 있습니다. 모양은 나비 모양이 아니지만 역시나 향정신성 의약품(마약류)에 해당합니다.

유명 다이어트 병원의 처방 약을 보면 의사로서 정말 경악을 금할 수 없습니다. 펜터민 같은 각성제를 과도하게 사용하는 것은 물론 이들 약물의 각성 효과로 인한 불면증, 가슴 두근거림, 불안 등의 증상을 완화시키기 위해 진정제 형태의 또 다른 정신과 약물을 사용합니다. 부작용이 센 약을 먹이고 그 부작용 증상을 숨기기 위해 또 다른 부작용의 위험성이 높은 약물을 처방합니다. 이렇게 환자는 약물 오남용에 노출되고 결국 약에 의존, 중독됩니다.

얼마 전, 방송에서 활발하게 활동 중이며 유명 연예인과 결혼 예정인 정신건강의학과 의사가 운영하는 병원에서 환자가 사망하는 일이 발생했습니다. 미디어와 인터넷에서 논란이 된 건 환자 사망 사건이 발생했음에도 결혼 발표를 진행했다는 사실과 '예정대로 결혼을 진행하냐, 마냐'에 관한 내용이었습니다. 반면에 사망한 젊은 여성 환자가 해당 병원에 다이어트 약물 중독 치료로 입원했다는 사실과 다이어트 약물 중독의 심각성은 거의 관심을 받지 못했습니다.

수년 전 SBS 〈그것이 알고 싶다〉에서 '나비약과 뼈말라족'이라는 제목으로 다이어트 약물 중독에 대해 다뤄 화제가 된 적도 있지만 현재까지 나비약(펜터민)과 같은 식욕 억제제의 처방은 여전하고 그로 인한 중독, 사망 사고까지 계속되고 있어 안타까운 마음입니다.

식욕 억제제는 복용하면 식욕이 사라져서 음식을 먹지 않으니 당연히 살이 빠집니다. 하지만 약을 끊으면 다시 식욕이 올라와 체중이 증가하는 요요가 올 수밖에 없습니다. 따라서 식욕 억제제를 복용하던 분들은 약을 끊으면 다시 체중이 증가하는 게 두려워 복용을 중단하지 못하는 분들도 많습니다. 또한 이미 약에 중독되어 약 없이는 극도의 피로감, 우울증, 금단 증상을 호소하며 약을 끊지 못하는 분들 역시 너무나 많습니다.

펜터민 같은 식욕 억제제는 단기에 '비교적 쉬운 방법'으로 살을 뺄 수 있다는 점에서 너무나 유혹적입니다. 그러나 쉽게 얻은 건 쉽게 사라지기 마련입니다. 기존의 식습관, 운동, 수면과 같은 생활 습관 전반을 아우르는 제대로 된 변화 없이 그저 약물의 도움으로 배고픔을 차단한 채 무작정 먹는 양을 줄여서 살을 빼는 쉬운 길은 결국 요요와 건강 손상으로 끝

날 수밖에 없습니다.

이뇨제 역시 펜터민 같은 식욕 억제제와 함께 많이 쓰이는 다이어트 약물입니다. 복수가 찬 환자들, 일부 심부전, 악성 고혈압 등에서 사용되는 이뇨제는 몸속 수분을 배출시키기 때문에 당연히 체중이 빠집니다. 변비약을 먹고 살을 빼는 것과 비슷한 원리입니다. 그러나 이런 방법들은 몸에서 물이 빠져나가는 것일 뿐 체지방이 감소하는 건 아니기 때문에 궁극적인 다이어트 방법이 될 수 없습니다. 또한 이뇨제는 우리 몸속 전해질 불균형을 유발하는 등의 부작용이 있으므로 굉장히 주의해서 사용해야 하는 약물입니다. 하지만 망가진 다이어트 시장에서는 이런 위험성을 무시한 채 우리 몸에 위험한 약물들이 마구잡이로 쓰이고 있습니다.

다이어트 병원에서 국소 부위 살을 빼는 주사라며 윤곽 주사, 지방 분해 주사 등의 이름으로 사용되는 주사들도 결국 안을 들여다보면 이뇨제 성분들이 포함된 경우가 대부분입니다. 이런 주사들은 일시적으로 부기를 빼는 것에 불과하며 주사 자체의 효과보다는 식욕 억제제 복용 효과로 살이 빠지면서 주사를 맞은 부위인 턱, 팔, 복부, 허벅지 등의 국소 부위 살도 빠지게 됩니다. 병원에서는 식욕 억제제 처방이 큰 수익을 가져다주지 못하므로 주사 효과는 부풀리고 부작용에 대해서는 쉬쉬하며 비급여 주사 시술을 통해 수익을 창출합니다.

이것이 여러분들은 모르는 대다수 다이어트 병원의 진실입니다.

면역과 건강, 다이어트의 밀접한 상관성

언뜻 생각하면 '다이어트'와 '면역'이 무슨 관련이 있나 싶지만 사실 둘은 굉장히 밀접하게 연결되어 있습니다.

먼저 다이어트 중에는 흔히 면역 기능의 저하가 동반됩니다. 특히 식욕 억제제 같은 약물을 사용하거나 굶거나 특정 영양 성분만을 섭취하는 잘못된 다이어트의 경우에는 우리 몸의 면역 기능이 극도로 위협을 받습니다. 그래서 다이어트 중 감기, 구내염 같은 질환이 자주 생기고 심하면 대상 포진이 오기도 합니다. 극단적인 식단 제한은 비타민, 미네랄 같은 항산화 성분 및 단백질을 비롯한 영양 성분의 부족, 결핍을 유발하고 면역력 저하의 원인 중 하나가 됩니다. 이것이 다이어트를 할 때 적절한 영양제의 도움이 권장되는 이유이기도 합니다.

또한 식욕 억제제 같은 약물의 사용은 불면, 불안, 초조, 두통 등을 유발하고 이것들은 우리 몸에 스트레스로 작용합니다. 신체적, 정신적 스트레스는 우리 몸에 과도한 활성 산소를 유발하고 활성 산소에 의한 세포 손상은 결국 '염증'과 '암'으로 이어집니다. 특히나 면역력이 저하된 상태에서는 손상 세포나 돌연변이 세포가 NK 세포, T 림프구 등과 같은 면역 세포에 의해 효과적으로 제거되지 못하므로 암과 같은 질병으로 진행되기 쉽습니다. 제가 식욕 억제제 같은 몸에 해로운 약물을 극도로 혐오하는 이유가 바로 여기에 있습니다.

저는 직계 가족만 하더라도 췌장암, 위암, 폐암, 갑상샘암으로 이루어진 화려한 암 가족력을 가지고 있습니다. 암 환자 전문 병원의 진료원장으로 일하며 의사로서 암 환자들과 보호자들의 고통을 가까이 지켜본 건 물론이고 암 환자 가족의 보호자로서 암이라는 질병이 환자 한 명뿐만 아니라 가족 전

체의 삶을 뒤흔드는 무시무시한 병이라는 걸 누구보다 잘 알고 있습니다.

잘못된 다이어트는 염증과 활성 산소를 유발하고 면역력은 떨어뜨리면서 암, 치매와 같은 무서운 질병을 유발합니다. 빠르고 쉽게 살을 빼고 싶은 마음이 있겠지만 건강에 치명적인 행위라는 것을 인식해야 합니다. 다이어트는 단순히 날씬한 몸매, 외모, 보이는 것에 국한된 문제가 아닙니다.

또한 건강하지 못한 다이어트는 인체에 극심한 스트레스로 작용합니다. 우리 몸이 장기간 스트레스에 노출되면 스트레스 호르몬인 '코르티솔^{cortisol}'이 지속적으로 분비되는데 이 코르티솔 호르몬 역시 면역력 저하를 유발합니다. 건강하지 못한 방식의 다이어트가 면역력 저하를 유발하듯 반대로 면역력이 저하된 상태에서는 면역력을 높이는 올바른 다이어트가 필수입니다.

비만, 특히 내장 지방이 많은 복부 비만은 내장 지방에서 분비되는 염증성 사이토카인^{pro-inflammatory cytokine}에 의해 몸의 면역력은 떨어지고 염증이 유발합니다. 지속적인 염증은 결국 '만성 염증'으로 이어지고 만성 염증에 의한 세포 손상은 역시나 암으로 이어집니다.

당뇨병과 같은 만성 대사 질환자들도 면역력 저하가 큰 문제입니다. 그래서 당뇨병 환자의 경우 각종 감염에 대한 예방 접종 권고 사항이 일반인보다 훨씬 강력하기도 하고 신체에 상처가 나면 잘 낫지 않습니다. 면역 기능이 떨어져 있기 때문입니다. 일반인보다 당뇨병 환자의 암 발생률, 사망률 등이 훨씬 높은 이유도 면역력과 관련 있습니다. 면역 기능이 저하된 당뇨 환자의 경우 염증과 활성 산소 등에 의해 손상된 세포를 면역 세포가 적시에 제거할 수 없고 결국 이런 손상된 세포가 돌연변이 세포가 되어 무한 증식하면 그것이 악성 종양인 암입니다. 당뇨병과 같은 기저 질환이 있는 환자일수록 다이어트할 때 염증은 낮추고 면역력은 높이는 데 집중하는 것이 무엇보다 중요한 이유입니다.

결론적으로 다이어트를 할 때는 면역력이 떨어지지 않게 하는 것이 중요하고 면역 기능 저하에 문제 되는 비만, 복부 비만 상태인 분들, 각종 기저 질환이 있는 분들을 비롯한 중년 이후에는 면역력을 높이기 위한 다이어트가 필수입니다. 면역력을 떨어뜨리고 내 몸에 염증과 암을 유발하는 잘못된 다이어트 대신 염증은 낮추고 면역력은 높이는 '면역 다이어트'가 필요한 이유입니다.

| 2장 |

이런 분들에게
'면역 다이어트'가
필요합니다

반복되는 요요,
다이어트 약에 중독된 사람

40대 여성 A 씨는 다이어트라면 안 해 본 것이 없습니다. 20대부터 한 가지 음식만 주야장천 먹는 원푸드 다이어트부터 고기만 먹는 황제 다이어트는 물론이고 요가, 수영, 헬스, 에어로빅, 줌바, 살 빼는 데 효과적이라는 운동도 이것저것 해 봤지만 운동하는 만큼 먹는 양도 늘었습니다.

결국 다이어트 한약이며 병원에서 식욕 억제제까지 처방, 복용하게 되었고 약을 먹는 동안에는 살이 빠지는 듯했지만 약을 끊는 순간 몸무게는 무섭게 늘어났습니다. 5킬로그램을 감량하고 나면 10킬로그램이 늘어났고, 10킬로그램을 감량하면 15킬로그램이 늘어났으며, 15킬로그램을 감량하면 얼마 지나지 않아 20킬로그램이 늘어났습니다.

그러는 동안 몸의 근육과 기초 대사량은 줄어 이제 웬만한 다이어트 방식은 통하지도 않고 물만 마셔도 살찌는 체질로 바뀌고 말았습니다. 처음 다이어트를 시작할 때만 해도 그다지 뚱뚱한 편이 아니었고 통통해서 귀엽다는 말을 듣던 그녀는 반복된 요요로 인해 현재는 우리나라 여성 평균 신장에 80킬로그램이 훌쩍 넘는 비만이 되었습니다.

그녀는 차라리 다이어트라는 걸 아예 하지 않았다면 지금보다 훨씬 날씬했을 거라며 과거로 돌아가 잘못된 다이어트를 하는 자신을 어떻게 해서라도 말리고 싶다고 했습니다.

30대 여성 B 씨도 다이어트 약, 다이어트 주사를 처음으로 접했던 과거를 되돌릴 수만 있다면 무엇이든 하고 싶다고 말합니다.

그녀는 가장 예쁜 모습으로 웨딩드레스를 입고 싶은 마음에 결혼식을 앞두고 급하게 살을 빼고 싶었습니다. 그래서 다이어트로 유명한 병원에서 다이어트 및 체형 관리 프로그램을 받게 되었는데 그것이 시작이었습니다. 드레스를 입기 위해서는 목선과 어깨, 팔뚝 살을 빼는 데콜테 라인 집중 관리 프로그램을 해야 하고, 또 다른 프로그램은 어떤 것이 있다는 등 현란한 말솜씨로 사람을 홀리는 병원 실장과의 상담 후, 정신을 차려 보니 거액의 웨딩 코스를 결제한 상태였습니다.

이후 주사를 맞고 약도 먹으며 병원에서 시키는 대로 했더니 정말로 인생 최저 몸무게가 되었습니다. 가슴이 두근거리고 잠도 못 자며 두통에 불안하고 초조했지만 결혼을 앞두고 겪는 '메리지 블루' 때문이라고 애써 몸과 마음의 신호를 외면했습니다.

그녀의 바람대로 결혼식 날은 예전보다 훨씬 마른 모습으로 웨딩드레스를 소화할 수 있었지만 문제는 그 이후였습니다. 신혼여행을 마치고 일상으로 돌아온 그녀는 무섭도록 살이 찌기 시작했습니다. 연예인도 아닌데 거액의 관리를 계속 받을 수도 없었고 부작용으로 식욕 억제제를 복용할 수도 없었습니다. 약을 끊는 순간 식욕은 폭발했습니다. 그동안 먹지 못한 것에 대한 보상이라도 받겠다는 듯 그녀의 두뇌와 육체는 음식을 갈망했습니다. 그렇게 신혼여행부터 살이 차곡차

곡 찌더니 결혼 한 달 만에 다이어트 이전 체중을 회복한 것은 물론이고 두 달째가 되자 이전보다 7킬로그램 이상 몸무게가 늘었습니다.

두려웠던 그녀는 병원을 찾아 이전에 먹던 식욕 억제제를 복용했고 다시 10킬로그램 정도를 감량했습니다. 하지만 약을 먹으면 정상적인 생활이 어려웠고 약을 끊으면 체중은 순식간에 회복되었습니다. 이전 체중과 몸 상태를 회복하는 것에 멈추면 다행이지만 요요는 항상 다이어트 전보다 체중과 체지방은 늘고 근육과 기초 대사량은 줄어드는 상태로 악화하였습니다.

결국 몇 번의 다이어트 끝에 그녀에게 남은 건 이전보다 훨씬 살찌고 망가진 몸과 마음의 건강이었습니다.

식욕 억제제 같은 약물에 의존하는 다이어트, 극단적으로 칼로리를 제한하는 다이어트는 단기적인 효과만 있을 뿐 결국 요요로 인한 체중 증가가 필연적입니다. 먹지 않으면 그 기간에는 당연히 살이 빠집니다. 건강에 해로운 약물을 처방해서 단기간에 살을 빼게 만드는 일은 너무나 쉬운 일입니다. 저는 환자분께도 말씀드립니다. 암에 걸려도 상관없고, 요요로 다이어트 이전보다 살이 쪄도 상관없고, 중독으로 앞으로의 인생이 망가져도 상관없이 그저 당장 빠르게 살을 빼는 게 목적이라면, 진정으로 원하는 것이 그거라면, 그렇게 만들어 드리는 건 의사로서 식은 죽 먹기라고 말입니다.

하지만 식욕 억제제 같은 약물을 영원히 사용할 수도 없고 극단적인 다이어트 식단을 영원히 유지할 수도 없습니다. 먹는 양이 늘어나는 순간 살은 다시 무섭게 찌기 시작합니다. 굶는 다이어트 동안 우리 몸은 에너지를 축적하는 방향으로 성격이 바뀌었기 때문입니다. 즉, 조금만 먹어도 살찌는 체질이 되는 겁니다.

식욕 억제제의 사용은 처음부터 하지 않는 것이 가장 좋지만 이미 식욕 억제제를 사용해 봤고 혹은 여전히 복용 중이라면 당장 멈춰야 합니다. 그리고 이제라도 남은 평생의 입맛과 체질을 바꿀 수 있는 면역 다이어트로 방법을 바꿔야 합니다. 잘못된 다이어트로 체중 감량과 요요를 반복하는 분들도 마찬가지입니다. 단기적으로 체중 감량을 이뤘을 때는 다이어트에 성공한 것 같지만 그것은 성공인 줄 알았던 '실패'일 뿐입니다. 다이어트를 할수록 이전보다 점점 더 살이 찌고 조금만 먹어도 살찌는 체질로 변하는 이상한 다이어트,

잘못된 다이어트, 건강을 해치는 다이어트는 당장 멈추셔야
합니다.

고혈압, 고지혈증, 고혈당 만성 질환자

　　젊었을 때는 대부분 보이기 위해 다이어트를 합니다. 예뻐지기 위해서, 입고 싶은 옷을 입기 위해서 말입니다. 하지만 나이를 먹으면서 다이어트의 목적은 '건강'이 되는 경우가 대부분입니다. 특히나 고혈압, 당뇨, 고지혈증 같은 대사성 질환을 진단받으면 '치료'의 목적으로 다이어트가 필요합니다.

　　60대 여성 A 씨도 이런 사례입니다. 젊은 시절 날씬한 편이었던 그녀는 출산 후에도 특별히 다이어트를 고민할 필요 없이 저절로 임신 전 체중을 회복했습니다. 먹고 싶은 것도 마음껏 먹었습니다. 그러다 뱃살이 좀 나온 것 같으면 사나흘 정도만 먹는 걸 줄이고 신경 써서 금세 살을 뺐습니다. 그렇기에 A 씨는 살 때문에 고민이라는 사람들이 좀처럼 이해되지 않았습니다.

하지만 나이가 들며 상황은 달라졌습니다. 예전과 똑같이 먹고 똑같이 움직였는데 살이 붙기 시작했습니다. 시간이 더 흐르자 예전보다 적게 먹고 많이 움직여도 살이 쪘습니다. 30대까지만 해도 '아이 엄마가 아가씨처럼 날씬하다'는 칭찬을 듣던 그녀도 40대가 되자 몸의 여기저기에 군살이 붙었습니다. 특히나 복부와 등에 살이 찌면서 브래지어를 비집고 살이 튀어나왔고 뱃살을 가리기 위해 홈 쇼핑에서 체형 보정 속옷을 샀습니다. 체중은 은근슬쩍 1년에 1킬로그램씩 늘기 시작해서 40대, 50대를 지나 60대가 되자 어느새 20킬로그램 넘게 늘어나 있었습니다. 1년에 1킬로그램이다 보니 본인과 자주 보는 주변 사람들은 그녀가 살찌고 있다는 걸 알아채지 못했습니다. 하지만 결혼식 같은 경조사를 위해 오랜만에 입어 본 정장 바지의 허리가 잠기지 않고 원피스의 지퍼가 올라가지 않았을 때 자신도 모르게 야금야금 살이 꽤 쪘다는 걸

체감했습니다. 그리고 오랜만에 만난 사람들은 그녀의 변한 모습에 놀란 표정을 감추지 못했습니다.

단순히 살찌는 것에 멈췄다면 좋겠지만 어느새 60대가 된 그녀는 건강 검진에서 당뇨병, 고지혈증, 고혈압 위험으로 약물 치료와 함께 체중 감량이 필요하다는 진단을 받았습니다. 양쪽 무릎에 물이 차서 병원을 다니는데 정형외과 의사도 갈 때마다 체중이 많이 나가서 무릎에 부담이 되니 체중을 감량해야 한다고 말합니다. 이렇게 몇 년이 지나면 인공 관절 수술을 해야 할지도 모르고 수술 후에도 체중이 많이 나가면 나중에는 걷기도 힘들어질 거라고 경고합니다. 외형적인 문제를 떠나 건강을 위해 살을 빼야 하지만 젊었을 때와 달리 며칠 굶는다고 해서 살이 빠지는 게 아니니 A 씨의 고민은 깊어만 갑니다.

많은 중장년층 환자가 A 씨와 같은 고민으로 저를 찾아오십니다. '운동과 건강한 식습관을 통해 적정 체중을 유지하라'는 의사의 권고를 들었지만 젊었을 때와 달리 살 빼는 일이 어렵기만 합니다.

무엇보다 중년 이후, 그중에서도 당뇨, 고혈압, 고지혈증 같

면역 다이어트

은 기저 질환을 앓고 있는 경우에는 면역 다이어트가 필수입니다. 요즘 유행하는 간헐적 단식, 저탄고지 식단 같은 다이어트를 잘못 따라 하다가는 건강을 위해 살을 빼려다 오히려 건강에 위협을 받습니다. 저혈당, 긴 공복 후 혈당 스파이크, 콜레스테롤 상승으로 인한 혈관 질환 위험성 증가뿐만 아니라 근육이 빠져서 조금만 먹어도 살찌는 체질이 되는 것은 물론이고 나아가 근감소증sarcopenia 위험에 노출됩니다. 나이를 먹을수록 근육 1킬로그램을 늘리는 게 얼마나 어려운 일인지 모릅니다.

근감소증은 근육의 양과 기능이 떨어짐으로써 낙상과 골절 위험의 증가, 우울증, 치매는 물론 사망률을 높이는 무서운 질병입니다. 특히나 당뇨병 같은 기저 질환이 있는 환자의 경우에는 일반인보다 근감소증에 걸릴 위험성도 훨씬 높은 것으로 확인되었습니다.

근감소증뿐 아니라 당뇨 환자의 경우 심근 경색, 뇌졸중 같은 심뇌혈관 질환의 발생 위험성 역시 증가합니다. 고혈압과 고지혈증도 마찬가지입니다. 심근 경색, 뇌졸중은 사망률도 높지만 살아남는다고 해도 엄청난 후유증을 겪는 경우가 많습니다. 중풍이라고도 불리는 뇌졸중 이후 한쪽 팔다리를 못

쓰게 되거나 심하면 대소변도 스스로 가리지 못하고 평생 누워서 지내야 하는 심각한 후유증같이 말입니다. 이런 무서운 혈관 질환을 예방하기 위해서는 질환 자체의 치료와 관리, 즉 적절한 약물 치료를 통해 혈당, 혈압, 콜레스테롤 수치를 적절하게 관리하는 것 못지않게 '염증 관리'가 중요합니다.

염증이 관리되지 못하면 혈관 내벽의 손상 및 비후, 즉 동맥 경화의 진행이 가속화되고 결국에는 혈관이 터지거나 막히는 혈관 질환, 즉 뇌출혈, 뇌경색, 심근 경색과 같은 무서운 결과로 이어집니다. 그러면 염증을 낮추기 위해서는 어떻게 해야 할까요?

내장 지방은 염증성 사이토카인 같은 염증 유발 물질을 분비합니다. 내장 지방을 '염증 공장'이라고 부르는 이유입니다. 따라서 염증 관리를 위해서는 뱃살 중에서도 내장 지방을 공략해야 합니다. 체내 수분과 근육 손실로 체중은 빠졌지만 내장 지방은 그대로인 다이어트로는 염증을 줄일 수 없습니다. 또한 신체적, 정신적 스트레스는 우리 몸에 활성 산소와 염증을 유발합니다. 잘못된 다이어트 역시 우리 몸에 신체적, 정신적 스트레스로 작용하고 오히려 염증을 증가시킵니다.

당뇨 같은 기저 질환이 있는 경우 염증은 낮춰야 하지만 반대로 면역력은 높여야 합니다. 당뇨 환자의 경우 면역력 저하로 인해 폐렴 등과 같은 각종 감염에 취약합니다. 건강한 일반인이었으면 가벼운 감기로 넘어갔을 단순 감염도 당뇨 환자나 노인, 암 환자같이 면역력이 떨어지면 폐렴, 패혈증으로 발전하여 사망에 이르는 경우도 어렵지 않게 찾아볼 수 있습니다. 따라서 당뇨, 고혈압, 고지혈증 같은 기저 질환이 있는 분들은 염증은 낮추고 면역력을 높이는 건강한 다이어트, '면역 다이어트'가 필수인 분들입니다.

지방간,
내장 지방이 쌓인 사람

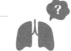

　　40대 남성 A 씨는 지방간 때문에 고민입니다. 그는 회사에서 받은 스트레스를 집에 와 먹방을 시청하며 치킨, 피자, 라면 같은 고칼로리 야식을 먹는 것으로 풀었고, 이 생활을 몇 년간 하니 무섭게 살이 쪘습니다. 그러다 건강 검진을 통해 지방간이 심해 초음파와 혈액의 간 수치 검사에서 이상 소견이 발견된다는 의사의 말을 들었습니다. 의사는 간 수치를 낮추는 데 도움이 되는 약을 처방해 주겠지만 이는 임시방편이고 근본적인 치료를 위해서는 살을 빼야 한다고, 그중에서도 뱃살을 빼야 한다고 신신당부했습니다. 하지만 당시만 해도 A 씨는 지방간 진단을 대수롭지 않게 여겼습니다. 당장 수술을 해야 하거나 통증이 있는 병이 아니기 때문에 A 씨는 의사의 조언은 무시하고 여전히 고칼로리 야식을 즐기며 지냈습니다. 현실을 직면해 식단과 운동, 생활 습관의 변화를 다짐하고 실천하는 것보다 현실을 외면하고 회피하는 일이 훨씬 편한 길이었기 때문입니다. 퇴근 후 건강 식단을 만들어 먹고 운동을 하러 나가는 것 대신 배달 음식을 시켜 먹고 누워서 TV와 유튜브를 보는 일은 너무나 쉬운 선택이었습니다. 매해 건강 검진이 의무인 직장이 아니었다면 A 씨가 병원에서 다시 검사를 받을 일도 없었을 겁니다. 그 후 1년이 지나 받은 검진에서 A 씨는 지방간이 심해져 간염과 간경화까지 진행되었고 이대로 가면 앞으로 간 기능 부전으로 간 이식이 필요할지도 모른다는 말을 듣습니다.

대사이상 지방간질환MASLD, metabolic dysfuncion-associated steatotic liver disease은 술을 마시지 않거나 적은 양만 마심에도 불구하고 과체중, 비만, 복부 비만 등이 원인이 되어 발생합니다. 처음에 지방간은 특별한 증상이나 통증이 없기 때문에 가볍게 여기는 분들이 많지만 심해지면 대사이상 지방간염MASH, metabolic dysfunction-associated steatohepatitis, 간경화, 간암으로까지 진행되는 질병입니다.

지방간은 아직 특별한 치료 약이 없습니다. 체중과 체지방을 감량하고 염증과 추가적인 간세포 손상을 막는 것이 치료입니다. 지방간은 지방이 늘어나다 못해 정상적이라면 지방이 거의 존재하지 않아야 할 내장, 장기까지 지방이 축적되어 발생하는 병입니다. 따라서 간까지 침범한 지방을 제거하는 게 치료법이고 이를 위해서는 뱃살, 그중에서도 내장 지방을 빼기 위해 노력해야 합니다.

뱃살은 건강에 해롭지만 뱃살 중에서도 특히나 문제 되는 것은 피부밑의 피하 지방이 아니라 그보다 훨씬 더 깊숙이 존재하는 내장 지방입니다. 내장 지방은 장기 사이사이에 존재하며 염증 유발 물질을 분비하고 장기 기능을 저하시키기도 합니다. 지방 흡입 수술도 피하 지방만 제거하는 수술일 뿐 내장 지방을 제거하는 건 아닙니다. 지방간 같은 경우에는 간세포 사이사이에 지방 세포가 낀 것이므로 당연히 지방 흡입 수술 같은 방법으로는 해결할 수 없습니다. 결국 내장 지방이 많은 경우나 지방간 환자의 경우에는 염증과 (간)세포 손상을

줄이는 것에 집중하며 건강한 다이어트를 해야 합니다. 역시
나 면역 다이어트가 필요한 분들입니다.

마른 비만, 마른 당뇨, 마른 고지혈증, 마른 혈관 질환

60대 여성 A 씨는 평생 마르고 저체중으로 살아왔습니다. 젊었을 때는 아담한 체구에 먹어도 살이 잘 찌지 않는 체질이었는데 나이를 먹을수록 고기를 비롯해 먹는 것이 싫고 소화도 잘 안되다 보니 이제는 주변에서 걱정할 정도로 살이 빠졌습니다. 갱년기를 지나며 살이 너무 쪄서 걱정인 친구들에 비하면 본인은 복 받은 체질이라 생각했는데 얼마 전 건강 검진을 받은 후 깊은 시름에 빠졌습니다. 살찐 사람들의 문제고 본인과는 전혀 상관없는 일이라고 여겨 왔던 고지혈증, 동맥 경화 진단을 받았기 때문입니다. 그녀의 상태는 꽤 심각해서 혈관이 막혀 뇌경색, 심근 경색 같은 무서운 병으로 발전하는 일을 막으려면 반드시 약물 치료가 필요하다는 의사의 경고에 그녀는 충격을 받았습니다.

'다이어트'는 살을 빼는 것만 의미하지 않습니다. 영어 사전에서 diet를 찾아보면 '식사, 식습관'이라고 나옵니다. 우리나라에는 마른 비만, 마른 당뇨, 마른 고지혈증, 마른 동맥 경화같이 말랐지만 다이어트가 필요한 분들이 많습니다. 체중과 키만 고려했을 때는 다이어트가 필요 없다고 생각할 수 있지만 내장 지방은 줄이고 근육을 비롯한 제지방을 늘리는 것도 다이어트입니다. 근육량 증가로 실제 체중은 늘어나지만 식단, 식습관을 변화시키는 다이어트인 것입니다.

키 대비 체중이 적게 나가지만 사실은 근육량이 적어 몸무게가 적게 나갈 뿐 체지방률은 높은 마른 비만도 체지방과 근육의 적정 비율을 찾아가는 다이어트가 필요합니다. 그리고 기름진 서구 식단을 선호해 중성 지방이 높은 대부분 비만한 고중성지방혈증 환자와 달리 말랐지만 LDL 콜레스테롤이 높은 고지혈증 환자가 우리나라 중년 여성에서 참으로 흔합니다. 이런 분들도 당연히 면역 다이어트가 필요합니다.

고지혈증에서 나아가 이미 뇌졸중, 심근 경색으로 이어질 수 있는 혈관의 변화, 즉 동맥 경화가 진행된 마른 혈관 질환 환자도 마찬가지입니다. 겉보기에는 말라서 다이어트가 필요 없다고 생각할 수 있지만 이미 몸속 혈관은 좁아지고 탄력이 줄어 막히거나 터지기 쉬운 위험 상태인 동맥 경화 환자에게서도 염증은 줄이고 면역력은 높이는 면역 다이어트가 필요합니다. 동맥 경화나 혈전에 의한 심근 경색, 뇌졸중 같은 질환의 악화에는 혈중 콜레스테롤 수준도 중요하지만 염증 반응 역시 결정적인 역할을 합니다. 마르고 고지방 식사를 선호하지 않더라도 염증 관리가 제대로 되지 않으면 혈관 세포의 손상 및 동맥 경화로 이어집니다. 겉보기에 살을 뺄 필요가 없어 보인다고 안심하고 방치하다가는 큰 질병으로 이어질 수 있습니다.

암 환자, 암 경험자, 암 가족력

　　50대 여성 A 씨는 암 환자입니다. 7년 전에 유방암 진단을 받고 수술 전 선 항암 치료, 수술과 방사선 치료, 수술 후 5년간 호르몬 치료도 받았습니다. 그녀의 암은 유방암 중에서도 HER2 양성, 호르몬 수용체 양성인 유방암으로 여성 호르몬에 의해 암이 증식, 재발, 전이될 수 있기 때문에 5년 동안 '타목시펜tamoxifen'이라는 여성 호르몬 차단 치료를 받았습니다. 타목시펜 복용 부작용 중 하나는 자궁 내막암 발병 위험성이 높아지는 것입니다. 그녀는 유방암 완치

판정을 받은 지 얼마 지나지 않아 자궁 내막암 진단을 받았습니다. 타목시펜은 인위적으로 폐경을 유도하는 것과 다름없으므로 타목시펜과 같은 호르몬 치료를 받는 환자, 자궁암이나 난소암으로 여성 생식 기관의 절제 수술을 받은 환자의 경우 많은 여성이 폐경 후 체중 증가의 문제를 겪듯 환자들 역시 체중 조절에 어려움을 겪습니다.

유방암, 자궁 내막암은 모두 과체중, 비만에서 재발, 전이의 위험성이 높아지는 암입니다. 처음 유방암 진단을 받고 항암 치료, 수술 등의 힘든 치료 과정을 지나는 시기에는 체중이 이전보다 많이 빠졌었습니다. 그렇게 폭풍 같은 시간이 지나고 호르몬 치료를 받으며 살이 조금씩 찌기 시작했지만 일종의 회복이라 생각했습니다. 하지만 어느새 암 진단을 받기 전 50킬로그램 초반을 유지하던 몸무게가 현재는 60킬로그램 후반대가 되었습니다.

처음에는 무조건 잘 먹어 체력을 유지하는 게 좋다던 담당 의사도 이제는 재발을 막기 위해 체중 관리가 필요하다며 다음 진료 때까지 살을 빼서 오라고 합니다. 그런데 암 환자가 식욕 억제제 같은 약물을 사용해서 살을 뺄 수도 없는 일이고 잘못된 다이어트로 오히려 건강에 해가 될까 싶어 어떻게 다이어트해야 할지 고민입니다.

　암 환자 전문 병원에서 오랜 시간 근무했던 경력 때문에 저희 병원에는 A 씨 같은 분들이 많습니다. 체중 조절이 필요한 암 환자, 암 경험자, 암 가족력을 가진 분들은 누구보다 면역력을 높이는 면역 다이어트가 필요합니다.

　'암'이라는 질병에 있어 면역력만큼 중요한 건 없습니다. 과거에는 '면역'이라고 하면 바이러스나 세균 등에 의한 감염성 질환과 관련하여 중요하다고 강조했습니다. 그리고 코로나 시기를 겪으며 감염 질환 예방을 위한 면역력의 중요성이 더욱 널리 알려졌습니다. 그런데 사실 현재 의학계에서 면역력 관련해서 감염병보다 중시되고 있는 분야가 바로 '암'이라는 질병입니다. 1세대 항암제가 암세포와 정상 세포를 구분하지 않고 독성을 가지는 '세포 독성 항암제'이고, 2세대 항암제가 암세포와 정상 세포를 구별해 암세포만 표적해서 공격하는 '표적 항암제'라면 3세대 항암제는 바로 '면역 항암제'입니다. 이뮨셀엘씨, 티쎈트릭(성분 아테졸리주맙atezolizumab), 키트루다(성분 펨브롤리주맙pembrolizumab), 옵디보(성분 니볼루맙nivolumab), 임핀지(성분 두르발루맙durvalumab) 등 현재 여러 암에서 다양한 면역 항암제가 사용되고 있으며 암 치료 성적 향상에 크게 기여 중입니다.

면역 항암제의 작용 기전은 약마다 약간씩 차이가 있지만 기본적인 원리는 면역 세포에 의한 암세포 사멸을 강화하는 방법입니다. 직접 본인의 혈액을 채혈해 암세포를 공격할 수 있는 세포 독성 T 림프구 등을 체외 배양, 면역 세포 수를 크게 늘려 다시 몸에 재투여하거나 T 림프구가 기능을 잃지 않고 계속해서 일할 수 있도록 PD-1, PDL-1 결합을 막는 등의 방식입니다.

암 환자뿐만 아니라 일반인의 몸에서도 이러한 면역 세포에 의한 암세포, 전암(암으로 발전하는 전 단계) 세포, 손상 세포 등이 면역 세포의 도움을 받아 제거되고 있습니다. 면역 기능이 강력하게 작용하면 암으로 발전하기 전에 손상 세포, 염증 세포들을 적시에 깨끗하게 제거하여 암으로 발전하는 걸 막아 주고 면역력이 부족해 손상 세포, 염증 세포들이 복구, 제거되지 못한 채 방치되면 그것이 DNA 돌연변이 세포가 되어 무한 증식하는 게 바로 악성 종양, '암'입니다.

정리하면 과거에는 면역력이라는 것이 단순히 감염병 예방에 중요했다면 이제는 암을 예방하고 치료하는데 면역력이 강조되고 활발하게 이용되고 있습니다.

유방암, 대장암과 같이 과체중, 비만에서 재발률의 증가 위험이 있어 적정 체중 유지가 중요한 경우에는 다이어트 약물과 같은 건강하지 못한 방법으로 다이어트할 수 없습니다. 우리 몸에 해로운 다이어트는 결국 면역력을 떨어뜨리고 염증을 유발하니 암을 막기 위한 다이어트가 암을 유발하게 내버려둘 수는 없습니다. 실제로 서울대병원 가정의학과가 운영하는 '암 경험자 클리닉'에서는 '2차 암 검진', '예방 접종'과 함께 '적정 체중 관리'를 중요 세 가지 관리 사항에 포함하고 있습니다.

암 환자, 암 경험자뿐 아니라 암 가족력이 있는 사람들도 평소 면역력을 잘 유지하는 것이 중요하다는 건 더 말할 필요도 없습니다. 직계 가족에서만 췌장암, 폐암, 위암, 갑상샘암의 암 가족력을 가지고 있는 저를 포함해서 말입니다. 모든 분이 면역 다이어트가 필요한 사람입니다.

자율 신경계 불균형, 공황 장애, 불면증

40대 남성 A 씨는 3년 전부터 공황 장애와 우울증으로 정신과 약을 먹기 시작했고 그 즈음부터 살찌기 시작해 체중이 20킬로그램이나 늘었습니다. 직장인이자 한 가정의 가장이기도 한 A 씨는 3년 전, 둘째 아이의 출생과 팀장으로의 승진이 겹치며 갑자기 공황 증상이 나타나기 시작했습니다. 이전에도 일을 과하게 열심히 하는 편이었지만 크게 힘들다는 생각은 하지 못하며 정신없이 살아왔는데 최연소 팀장이 된 후 주변에서 축하와 인정을 받았지만 왠지 모를

면역 다이어트

공허함과 부담감이 뒤섞인 감정이 찾아왔습니다. 이전과 달리 일이 재미없고 프로젝트를 성공적으로 해내고 싶은 마음도 들지 않았습니다. 그렇다고 해서 퇴근해 얼른 집에 가고 싶지도 않았던 게 집에는 아직 어린 첫째와 신생아인 둘째, 출산과 육아로 힘들어하는 아내가 기다리고 있었습니다.

대기업에서 근무하다 첫째 아이 출산 후 육아 휴직을 했던 부인이 회사로 돌아가지 않고 아예 일을 그만둔다고 선언했을 때도 A 씨는 아내의 의견에 이견이 없었고 외벌이가 되는 것에 대한 경제적, 심리적인 부담감도 없었습니다. 그러다 둘째 아이까지 태어나니 두 아이를 입히고, 먹이고, 가르치고, 시집, 장가를 보낼 때까지 자신은 절대 경제 활동을 멈춰서도, 힘들다고 쉬어서도, 아파서도 안 된다는 생각이 들자 가슴이 두근거리고 두통 증상이 나타났습니다. 일도 예전에는 경제적인 이유뿐만 아니라 개인적 성취와 발전의 목적이 있었기에 힘들어도 나름의 재미가 있었는데 어느 순간부터 일도 전혀 재미없고 팀장 같은 관리자 직책도 본인과 맞지 않다는 생각만 들었습니다.

어느 날 A 씨는 출근길 지옥철에서 가슴이 터질 듯하며 어지럽고 숨 쉬기 힘든 증상으로 기절하고 말았습니다. 처음에는 심근 경색과 같은 신체 질환을 의심하고 병원에서 각종 검사를 했지만 결국에는 공황 장애와 우울증이라는 진단을 받았습니다. 정신과 치료가 시작되고 체중 증가 부작용이 없는 약을 먹었지만 우울증과 불안 증상은 개선되지 않았고 한동안 약을 바꾸고 증량하는 과정이 반복되었습니다. 현재 복용 중인 약이 그나마 A 씨의 증상을 잘 조절해 줘 지금의 약들로 정착하게 되었지만 문제는 체중 증가 부작용이 있는 약이라는 점입니다. 3년 동안 살이 20킬로그램 넘게 찌며 고혈압, 지방간 같은 새로운 진단명이 추가되었고 요즘은 살로 인해 받는 스트레스나 우울감이 무시 못 할 정도도 심각해지고 있습니다.

그러다 회사 팀원이 살을 뺀다고 병원에서 처방받은 약을 나눠 줘서 먹었는데 밤새 가슴이 두근거리고 불안해서 한숨도 자지 못했습니다. 약을 준 팀원은 의사가 그런 부작용 증상이 살이 빠지고 있는 증거라고 했다며 A 씨도 함께 가서 처방받자고 권유했지만 A 씨는 극구 거절했습니다. 3년간 애써 치료해 온 공황 장애가 다시 심해질까 싶어 얼마나 놀라고 두려웠는지 모릅니다. 나중에야 본인같이 '자율 신경계 균형'이 깨진 사람에게 그런 다이어트 약물은 독약과 같다는 사실을 알게 된 후 그때 다이어트 약물을 계속 먹지 않은 것이 천만 다행이라는 생각이 들었습니다. 자율 신경계 불균형에 의한 염증과 면역력 저하를 함께 치료하며 자율 신경계와 체내 호르몬, 에너지 대사를 정상화하는 다이어트를 해야 한다는 사실을 알게 된 A 씨는 현재 건강한 면역 다이어트를 진행하고 있습니다.

여러분은 어떠신가요? 혹시 자주 가슴이 두근거리고 두통, 불면증에 시달리고 있지는 않으신가요? 입이 마르고 이유 없이 불안하거나 초조하지는 않으신가요? 온종일 신경이 곤두선 채로 작은 일에도 몸과 마음이 예민하게 반응하시나요? 반대로 집중하고 에너지를 내야 할 때는 힘이 없어 몸이 따라주지 않으신가요? 항상 피로해 그저 먹고 누워서 TV, 휴대 전화를 보는 것 외에는 움직일 기운이 하나도 남아 있지 않으신가요? 이 모든 것의 원인은 '자율 신경계 불균형'과 연관되어 있을 수 있습니다.

'자율 신경계'는 '교감 신경'과 '부교감 신경'으로 이루어져 있는데 교감 신경은 우리 몸과 정신이 각성해야 하는 상황, 즉 정신을 바짝 차리고 위기 상황에 대처해야 할 때 활성화

됩니다. 반면에 부교감 신경은 수면과 휴식 상황처럼 느긋하고 편안하게 쉬어야 하는 상황에서 활성화됩니다. '자율'이라는 이름처럼 자율 신경계는 자율적으로 알아서 작동되는 내 몸 시스템으로 내 의지대로 조절할 수 있는 것이 아닙니다. 예를 들어 자율 신경계의 조절을 받는 심장 근육이나 위장관 근육을 내 의지대로 조절할 수는 없습니다. 팔을 굽혔다 폈다 하는 운동은 내가 의지로 팔을 움직이겠다고 생각하면 뇌에서 팔 근육에 작용하는 말초 신경으로 신호를 보내 원하는 팔의 근육 운동을 할 수 있습니다. 반면에 소화를 위한 위장관 운동이나 심장 박동은 내가 '소화를 시켜야지, 위장관 운동을 해야지' 생각한다고 해서 의지대로 위장의 연동 운동을 촉진시킬 수 없고 '심장을 빨리 뛰게 해야지, 심장을 천천히 뛰게 해야지' 생각한다고 해서 심장 박동수를 조절할 수 없습니다. 팔 근육은 수의근隨意筋, 심장 근육과 소화기 근육은 자율 신경계에 의해 조절되는 불수의근不隨意筋이기 때문입니다. 스트레스 상황에서 심장이 빨리 뛰고 소화가 안 되며 불면증이 생기는 이유가 바로 자율 신경 중에서도 '교감 신경'이 활성화되었기 때문입니다. 반대로 '부교감 신경'이 활성화되면 심장은 편안하게 뛰고 소화를 위한 위장관 운동이 촉진되는 등 우리 몸은 이완 상태가 됩니다.

그런데 우리의 상황에 맞게 정상적으로 작동해 줘야 할 자율 신경이 고장 나는 '자율 신경계 불균형' 상황이 되면 여러 문제가 발생합니다. 가슴 두근거림, 불안, 초조, 불면, 두통은 물론이고 공황 장애와 같은 불안 장애까지 이어질 수 있습니다. 이런 것을 '교감 신경 과활성' 상태라고 합니다. 교감 신경 과활성 상태에서는 소화가 되지 않고 잠을 자지 못하며 몸과 마음이 괴로우니 체중이 감소하는 방향으로 진행되는 경우가 많습니다.

바로 '펜터민'과 같은 식욕 억제제가 우리 몸을 각성시키고 교감 신경을 항진시키는 대표적인 약물입니다. 그래서 펜터민을 먹으면 살은 빠지지만 두통, 심계항진, 불면 등의 부작용이 동반되고 약을 끊으면 갑자기 에너지가 다 빠져나간 듯 피로감을 호소하게 됩니다. 식욕도 돌아와 요요를 불러오는 건 물론입니다.

반대로 교감 신경 항진, 교감 신경 과활성인데 오히려 살이 찌는 분들도 많습니다. 교감 신경이 작동할 때는 스트레스 호르몬인 코르티솔이 분비되는데 코르티솔은 쉽게 말하면 '우리 몸의 스테로이드'입니다. 즉, 지속적으로 코르티솔이 분비되면 몸의 면역력이 떨어지는 것은 물론 스테로이드 약을 먹은 듯 살이 찝니다. 그리고 교감 신경 과활성 상태가 지속되다가 어느 순간 완전히 고장 나면 오히려 교감 신경은 더 이상 작동하지 않습니다. 그러면 일을 해야 할 때, 집중해야 할 때, 몸을 움직여야 할 때에도 교감 신경이 작동하지 않아 움직이기도 싫고 아무런 의지도 없으며 그저 먹고, 눕고, 쉬고 싶기만 한 상태가 됩니다.

자율 신경계가 불안정한 사람이 식욕 억제제 같은 약물에 의존한 다이어트를 하면 어떻게 될까요? '염증'과 '암'으로 가는 지름길입니다. 다이어트 전, 반드시 자신의 자율 신경계가 어떤 상태인지 정확하게 파악하고 그에 맞는 다이어트를 해야 합니다.

근감소증, 골다공증, 근육을 지켜야 하는 사람들

50대 여성 A 씨는 최근 거동이 불편해진 어머니를 모시고 병원에 갔습니다. 뼈나 관절에 문제가 생겨 걷는 것이 힘들어진 걸까 싶어 다양한 검사를 진행하며 A 씨도 병원에 온 김에 골다공증 검사를 했습니다. 병원에서는 70대 어머니에게 골다공증 및 그로 인한 압박 골절과 함께 근감소증이라는 진단을 내렸고 A 씨 역시 이대로 가면 모친처럼 골다공증과 근감소증으로 인해 걷기도 어려워질 거라고 경고했습니다.

A 씨 역시 치료가 필요한 상황이라 주기적으로 골다공증 주사를 맞고 비타민 D와 칼슘이 섞인 약을 먹어야 한다고 했습니다. 또한 근육을 키우기 위해 단백질을 챙겨 먹고 근력 운동을 해야 한다고도 했습니다. TV에서 김종국 씨와 같은 몸짱 연예인이 닭가슴살을 갈아 먹고 무거운 기구를 드는 운동을 하는 걸 본 적은 있지만 막상 본인이 근육을 키우기 위해서는 어떻게 식단을 바꾸고 어떤 운동을 해야 하는지 막막하기만 합니다.

앞서 마른 비만을 얘기하며 언급했듯이 다이어트란 단순히 살을 빼는 것만 의미하지 않습니다. 가장 건강한 상태의 체중과 체성분 구성으로 몸을 변화시키는 과정 역시 다이어트입니다. 부족한 근육량을 늘리고 과도한 체지방을 감량하는 과정 역시 다이어트입니다. 실제로 지방은 근육에 비해 무게가 훨씬 적게 나갑니다. 따라서 근육을 늘리고 지방을 줄이면 실제 몸무게는 오히려 증가합니다. 체중은 늘어나지만 건강을 위해 꼭 필요한 다이어트인 것입니다.

근육의 중요성에 대해서는 말할 필요도 없습니다. 이제는 많은 분이 근육의 중요성에 대해 익히 들어 알고 계십니다. 젊

면역 다이어트

었을 때는 근육질의 몸매가 멋있어 보이니까 근육을 키워볼까 생각했다면 나이가 들어서 근육은 생존과 관련된 문제입니다. '근육량이 적으면 기초 대사량이 낮아서 살찌기 쉽다, 근육이 부족한 노인에게는 낙상과 골절 위험성 및 그로 인한 사망률이 높아진다' 이 정도는 뼈와 함께 몸을 지지하는 근육의 역할을 생각해 보면 예상할 수 있습니다.

그러나 근육 부족은 여기서 끝나지 않습니다. 근감소증은 '알츠하이머 치매' 및 '경도 인지 장애' 발생 위험성을 높이는 것으로 나타났습니다.[*] 또한 근감소증이 있는 경우 폐암, 대장암, 유방암, 두경부암, 췌장암, 위암, 식도암, 난소암, 간암 등 다양한 암의 발생 위험성도 높아지는 것으로 나타났습니다.[**]

근육이 부족하면 '치매'와 '암'까지 걸릴 수 있다니 근육의 중요성은 아무리 강조해도 부족하다는 저의 의견을 공감하시죠? 잘못된 다이어트는 근손실을 유발합니다. 염증을 유발하는 내장 지방을 줄이고 면역력과 근육을 늘리는 면역 다이어트가 필요한 이유입니다.

---

[*] Beeri MS, Leugrans SE, Delbono O, Bennett DA, Buchman AS. Sarcopenia is associated with incident Alzheimer's dementia, mild cognitive impairment, and cognitive decline. J Am Geriatr Soc. 2021;69(7):1826-35.)

[**] Sun MY, Chang CL, Lu CY, Wu SY, Zhang JQ. Sarcopenia as an Independent Risk Factor for Specific Cancers: A Propensity Score-Matched Asian Population-Based Cohort Study. Nutrients. 2022;14(9).

자가 면역 질환자,
스테로이드 사용 환자

20대 여성 A 씨는 자가 면역 질환의 일종인 크론병을 앓고 있습니다. 대학교 신입생 시절 자꾸 배가 아프고 대변에 피가 섞여 나오는 증상이 시작되었습니다. 그때는 성인이 된 후 술을 많이 마셔서 일시적으로 장염이 생겼나 보다 생각하고 대수롭지 않게 넘겼습니다. 그러나 점점 통증의 강도나 빈도가 심해졌고 결국 극심한 복통과 함께 대량의 혈변을 본 A 씨는 구급차에 실려 가 크론병이라는 진단을 받았습니다. 이름도 생소한 크론병Crohn's disease은 자가 면역 질환

Autoimmune disease이자 염증성 장 질환 Inflammatory bowel disease이라고 했습니다.

내 몸이 나를 공격하는 자가 면역 질환은 고농도의 스테로이드나 면역 억제제 치료를 통해 면역 세포의 활동을 떨어뜨리는데 이것이 성공적으로 이루어지지 않으면 장에서 염증과 출혈이 지속되어 나중에는 장을 절제하는 수술까지 받아야 할지도 모른다고 했습니다. 심하게는 인공 항문이나 장루를 만들어 복부에 배변 주머니를 연결해 살아야 할 수도 있다는 의사의 말을 듣고 A 씨는 하늘이 무너지는 심정이었습니다.

A 씨를 괴롭게 하는 또 다른 하나는 스테로이드 사용으로 인해 찐 살입니다. 부모님은 이런 상황에 살찌는 것이 대수냐 하지만 20대 여성인 A 씨에게는 병만큼 갑자기 불어난 살이 스트레스입니다. 하지만 환자로서 건강에 해로운 다이어트 약물을 복용할 수도 없는 일이고 무작정 굶는 다이어트를 할 수도 없는 노릇입니다. 크론병 환자는 질병 관리를 위한 식단도 중요해서 병원에서 영양 상담도 받았지만 살도 빼고 병도 나아지기 위해서 어떻게 해야 할지 아직은 막막하기만 한 A 씨입니다.

자가 면역 질환은 그 종류가 매우 다양합니다. 루푸스, 베체트병, 강직성 척추염, 다발성 경화증과 같은 류마티스성 자가 면역 질환뿐만 아니라 아토피, 건선, 천식 등과 같은 질환도 넓은 의미의 자가 면역 질환에 속합니다. '자가 면역 질환'이란 바이러스나 세균 같은 외부 침입 물질을 공격해야 하는 면역 기관이 공격 목표를 잘못 잡아 본인 몸을 스스로 공격하며 발생하는 질환입니다. 따라서 자가 면역 질환을 가진 환자들의 경우 스스로를 공격하는 면역의 공격을 막기 위해 스테로이드, 면역 억제제 같은 면역력을 떨어뜨리는 치료를 받습니다.

자가 면역 질환이라고 하면 면역력이 너무 강력해서 자신까지 공격하는 일이 발생한 거 아니냐고 오해할 수 있지만 실상은 그렇지 않습니다. 정상적인 면역 체계가 고장이 났기 때문에 자기 자신은 잘 공격하지만 막상 정말로 필요한 상황, 예를 들어 외부 세균이나 바이러스, 손상된 세포들의 제거가 필요한 상황에서는 면역 체계가 제대로 작동하지 못합니다. 따라서 자가 면역 질환 환자들은 염증과 면역 저하 문제로 힘든 시간을 보냅니다.

이와 동시에 환자들을 괴롭히는 문제가 또 있습니다. 스테로이드 약물 사용으로 인한 체중 증가입니다. 환자들은 염증과 면역 저하에 이어 체중 증가 문제까지 이중고를 겪습니다. 하지만 이러한 기저 질환이 있는 환자들이 잘못된 다이어트를 하면 염증과 정상 면역 기능 저하가 더욱 심해지며 질환 자체의 악화로 이어질 위험성이 높습니다.

앞선 사례와 같은 염증성 장 질환을 비롯한 베체트병, 강직성 척추염 등의 자가 면역 질환들은 무엇보다 염증 관리가 중요합니다. 염증이 잘 조절되지 않으면 본래 병소뿐 아니라 전신에 염증이 발생해서 입안을 비롯한 소화기 점막에 염증과 출혈이 발생, 관절염, 인대와 힘줄에 염증이 생기기도 하고 심한 경우 포도막염과 같이 눈에 염증이 생겨 실명 위기까지 올 수 있습니다. 따라서 염증은 낮추고 면역력은 높이는 면역 다이어트가 누구보다 필요합니다.

자가 면역 질환이 아니더라도 디스크(추간판 탈출증) 등의 이유로 스테로이드를 사용해야 하는 환자들 역시 면역 다이어트가 필요한 건 마찬가지입니다. 스테로이드는 잘 사용하면 염증과 증상을 개선해 주지만 잘못 사용하면 면역력 저하와 체중 증가로 이어집니다. 단순히 체중 증가만 발생하는 것이 아니라 팔다리는 가늘어지고 배만 나오는 거미형 체형

central obesity으로 변하게 되고 얼굴이 달덩이처럼 붓는 것moon face도 전형적인 스테로이드 장기 사용에 의한 체형 변화입니다. 유명 여자 아이돌이 갑자기 살이 쪄 자기 관리 소홀이다, 몸이 아픈 것 같다는 등 말이 많았는데 알고 보니 질병으로 인해 스테로이드 치료를 받아서 그렇게 되었다는 사실이 뒤늦게 알려지며 화제가 된 적도 있습니다. 이렇게 어쩔 수 없는 이유로 스테로이드 같은 약물을 복용해야 하는 환자들 역시 면역 다이어트가 필요한 분들입니다.

| 3장 |

내 몸의 면역력은 높이고
체질은 바꿔 주는
'면역 다이어트'

내 몸 면역력을 높이는 '면역 다이어트'

    '면역 다이어트'는 이름에서도 알 수 있듯이 한마디로 '면역력을 높이는 다이어트'입니다. 살을 빼는 동안 영양 부족 혹은 결핍, 몸에 해로운 약물의 사용 및 부작용 등 여러 원인에 의한 면역력 저하를 보상, 이전 면역 능력을 유지하는 수준을 넘어서서 기존 몸의 면역 능력을 높이는 다이어트가 바로 '면역 다이어트'입니다.

    면역력을 높이기 위해서는 생활 습관 전반의 관리가 필요합니다. 식단, 수면, 운동, 염증 관리, 스트레스 관리 등 생활 습관 전반이 면역력에 영향을 주고받기 때문입니다. 물론 병원에서는 면역력을 높이기 위한 치료를 진행합니다.

먼저 면역 주사라고 불리는 싸이모신 알파 1thymosin alpha 1 성분의 주사는 암 환자뿐만 아니라 일반인에게도 면역 증강의 목적으로 활발히 사용되고 있습니다. 복부에 맞는 주사로 싸이모신 알파 1은 NK 세포를 비롯한 각종 면역 세포를 활성화해 면역 기능을 향상시키는 것으로 알려져 있습니다. NK 세포는 많이 들어 보셨을 겁니다. Natural killer cell을 줄여 NK 세포라고 부르며 한국어로 번역하면 '자연 살해 세포'입니다. 이름은 무섭지만 우리 몸의 손상된 세포, 암으로 발전할 수 있는 세포 혹은 암세포를 우리 몸 스스로 제거해 주는 역할을 하기 때문에 자연 살해 세포라는 이름이 붙었습니다. 암 치료에 NK 세포를 비롯한 면역 기능이 중요한 만큼 싸이모신 알파 1 주사는 복지부 분류 코드상 기타 종양 치료제로 암 환자 치료에 대중적으로 사용되고 있습니다. 특별한 부작용이 없어 저 역시 암 환자 전문 병원 근무 시절부터 선호한 면역 치료제로 현재는 면역 다이어트 환자에게도 사용하고 있습니다.

또 다른 면역 치료에는 '자가 혈액 유래 면역 세포 치료'가 있습니다. 환자 자신의 혈액을 채혈하여 2주 정도의 기간 동안 세포 독성 T 림프구cytotoxic T lymphocyte 같은 면역 세포를 배양, 증식시키는 과정을 거친 후 다시 환자의 몸속에 집어넣는 방식입니다. 세포 독성 T 림프구는 면역 세포 중에서도 암세포와 대항하는 데 있어 굉장히 중요한 역할을 차지하고 있습니다. 이런 면역 반응에 의한 암세포 사멸 효과로 해당 치료는 간암 환자의 표준 항암 치료제로 인정받아 암 환자 치료에 활발하게 사용되고 있습니다. 항암제이지만 기존의 세포 독성 항암제나 표적 항암제 치료에서 동반되는 심각한 부작용이 전혀 없습니다. 오심, 구토, 탈모, 손발 저림, 각종 피부 증상 등 환자를 힘들게 하는 각종 항암 부작용 증상이 전무한 것은 물론이고 항암 치료를 받는 환자에게 동반되는 면역 저하 현상도 없으며 오히려 면역력을 증강하는 치료이기 때문에 고가지만 강력한 면역 치료를 원하는 일반인에게도 사용됩니다.

항암 치료를 받는 환자에게 발생하는 심각한 문제 중 하나가 면역 저하입니다. 세포 독성 항암제는 몸의 암세포와 정상 세포를 구별하지 못하기 때문에 암세포를 죽이기 위해서 면역 세포를 포함한 정상 세포도 함께 공격합니다. 따라서 항암 치료를 받는 동안 환자의 면역력은 완전히 떨어져서 각종 감염에 취약해지고 가벼운 감기도 호중구감소성 발열 neutropenic fever, 패혈증과 같은 심각한 상태로 이어져 사망하기도 합니다. 표적 항암제는 정상 세포와 암세포를 구별하여 암세포만 공격하기 때문에 직접적인 정상 면역 세포를 공격하지는 않지만 역시나 각종 피부 증상, 손발 저림과 같은 신경병증 증상이 환자를 괴롭게 하며 컨디션 및 수면, 삶의 질 저하로 역시나 면역력 저하 문제가 동반되는 경우를 흔히 찾아볼 수 있습니다.

그런데 자가 혈액 유래 T 림프구 치료의 경우에는 항암 치료에서 흔히 동반되는 면역 저하 문제가 없을뿐더러 오히려 면역력을 증강시켜 암 치료와 면역 증강 효과를 동시에 볼 수 있다는 점에서 굉장한 강점을 가지고 있는 면역 항암제 일종입니다.

앞서 살짝 언급한 것처럼 해당 면역 치료는 암 환자가 아닌 일반인에게도 암 예방, 면역 증강의 목적으로 시행되고 있습니다. 암을 진단받지 않은 일반인의 몸 안에서도 매일매일 암세포가 생성됩니다. 염증, 활성 산소에 의한 손상 세포, 유전자 돌연변이 세포, 암이 될 수 있는 전암 세포, 그리고 암세포까지도 건강한 사람의 몸 안에서도 발생하며 면역 체계를 포함한 우리 몸의 자정 시스템에 의해 잘 복구되고 제거되면 암으로 진행되지 않는 것이고 이런 자정 작용이 제대로 이뤄지지 않으면 암세포들이 증식하여 암 진단까지 받게 되는 것입니다. 따라서 암 환자가 아닌 일반인의 경우에도 이런 치료를 통해 억 단위로 증식한 면역 세포를 주입하면 숨어 있는 암의 씨앗들과 싸워 암과 같은 무서운 질병을 예방하는 효과를 기대할 수 있습니다.

싸이모신 알파 1이나 자가 혈액 유래 T 림프구 치료 외에도 병원에서는 비타민 C, D를 비롯한 각종 비타민과 미네랄, 글루타민, 아미노산(단백질) 제제 및 아연, 셀레늄 등 면역력 관련된 각종 성분을 조합하여 치료합니다. 그런데 이렇게 병원에서 받을 수 있는 치료 말고 스스로 면역력을 높이는 방법이 더 궁금하시죠? 그런 방법들은 뒤에서 자세히 공개하겠습니다.

내 몸 염증을 막아 주는
'면역 다이어트'

몸의 염증은 여러 경로로 발생합니다. 감기에 걸리거나 피부에 상처가 나서 열이 나 상처가 붓고 뜨끈뜨끈한 열감이 생기는 '급성 염증'의 경우는 외부 세균이나 바이러스, 상처에 의한 감염 등에 의한 경우가 많습니다. 반면에 만성 염증의 원인은 너무나 다양합니다. 우리는 숨 쉬고 먹고 자고 하는 생활 전반에서 만성 염증을 유발하는 유해 물질들과 독소에 노출됩니다. 미세 먼지, 생활 속 미세 플라스틱부터 술, 담배, 수면 부족, 정신적인 스트레스가 우리 몸에 염증을 유발하는 건 말할 것도 없습니다.

심지어 여러분이 건강에 좋다고 알고 있는 불포화 지방산, 오메가-3와 오메가-6도 잘못된 비율로 섭취하면 몸에 염증을 유발합니다. 많은 분이 건강을 위해 챙겨 먹는 올리브유, 견과류에 많이 함유된 오메가-6의 경우, 오메가-3에 비해 많이 섭취하면 몸에서 염증을 유발하는 방향으로 작용합니다. 오메가-3:오메가-6의 섭취 비율은 1:4 미만, 그러니까 오메가-6 섭취량이 오메가-3의 4배가 넘지 않는 것이 중요한데 서구화된 현대 식단에서는 거의 1:16, 오메가-6를 오메가-3보다 16배가량 섭취하는 것으로 조사되었습니다. 건강에 좋다고 해서 먹었던 올리브유나 견과류가 몸에 염증을 유발하고 건강을 해치고 있는 것입니다.

만성 염증의 경우 급성 염증보다 서서히, 조용하게 우리 몸속에서 진행되다 보니 처음에는 알아차리기 어렵습니다. 피로, 체중 증가, 감염 호발, 면역 저하, 불면, 근육통 등 각종 만성 염증 관련 증상이 나타났다는 건 이미 내 몸에서 염증이 진행된 지 오래되었다는 걸 의미합니다.

일단 뱃살, 그중에서도 내장 지방은 몸의 염증 공장이라고 불립니다. 내장 지방에서는 염증성 사이토카인과 같은 염증 유발 물질이 분비되고 이는 전신에 영향을 줍니다. 몸의 염증을 조절하기 위해서는 내장 지방을 줄이는 다이어트가 필수일 수밖에 없는 이유입니다.

또한 만성 염증은 스트레스 호르몬인 코르티솔과도 긴밀한 관련이 있습니다. 코르티솔 호르몬은 정확히 말하면 코르티코스테로이드corticosteroid, 우리 몸의 '스테로이드' 성분으로 콩팥 근처에 있는 '부신adrenal gland'이라는 장기에서 주로 분비됩니다. 많은 분이 알고 있다시피 스테로이드 약물은 급성 염증을 가라앉히는 효과가 있지만 만성적으로 사용하면 면역력 저하로 이어지고 살도 찝니다. 마찬가지로 우리 몸에서 분비되는 코르티솔 호르몬도 장기적으로, 만성적으로 분비되면 면역력을 떨어뜨리고 살찌는 원인이 됩니다. 코르티솔 호르몬은 '스트레스 호르몬'이라고도 부르는데, 스트레스 상황에 교감 신경이 항진되며 코르티솔 호르몬을 분비합니다. 따라서 잦은 스트레스, 자율 신경계 불균형에 의한 만성적인 교감 신경 항진 상태에서는 코르티솔 호르몬이 과도하게 분비되며 몸의 면역 저하로 연결됩니다. 그러면 각종 감염에 취약해지고 스테로이드 약물을 복용한 것처럼 근육은 빠지고 체지방은 늘어나 팔다리가 가늘어지고 배만 나오는 스테로이드 장기 사용자 체형으로 변합니다.

더 나아가 장기간 만성적인 스트레스를 받고 부신에서 호르몬이 분비되다 보면 나중에는 일종의 고갈 상태가 되어 호르몬 분비가 필요한 상황에서도 부신에서 적정량의 호르몬을 분비하지 못하는 부신 피로adrenal fatigue 상태에 빠집니다. 부신 피로 상태의 환자는 무리해서 달리던 자동차가 완전히 퍼져 버린 것과 비슷한 상황입니다. 따라서 필요한 순간에도 더 이상 일을 하지 못하는 부신과 호르몬으로 인해 환자는 만성적인 피로감, 무기력 증상을 호소합니다. 손가락 하나 까닥하기 힘들 정도의 피로감, 무기력감이 심하다 보니 자꾸만 눕게 되고 가벼운 외출 같은 신체 활동도 피하게 됩니다. 운동할 힘은 당연히 없으며 장을 보고 건강한 음식을 준비해 자기 관리를 할 의지가 없다 보니 주로 배달 음식을 시켜 먹고 누워서 TV, 휴대 전화를 보는 일이 일상이라 살이 찝니다. 코르티솔 호르몬이 너무 많이 분비되어도 살이 찌고 코르티솔 호르몬이 분비가 안 되어도 살이 찐다는 말입니다.

염증은 이렇게 다이어트와 깊은 연관이 있지만 살 외에도 각종 심각한 질병의 원인이 됩니다. 감기(급성 상기도 감염), 기관지염, 폐렴과 같은 각종 호흡기 질환뿐 아니라 식도염, 위염,

설사 등을 동반하는 각종 장염, 간염이나 췌장염 등 각종 소화기 질환 역시 염(렴)으로 끝나는 이름에서도 알 수 있다시피 염증은 다양한 질병의 원인이자 결과로 작용합니다.

심근 경색이나 뇌경색 같은 심각한 병의 원인이 되는 '동맥 경화'도 이름에서는 유추할 수 없지만 염증 반응이 관여합니다. 동맥 경화가 콜레스테롤 같은 나쁜 지방이 쌓여 혈관이 좁아지고 혈류가 잘 흐르지 않게 된다는 정도로 알고 계신 분들이 많지만 사실 동맥 경화 진행 과정을 들여다보면 염증 반응이 굉장히 중요한 요소로 작용합니다. 염증 반응으로 인해 혈관 내벽은 두꺼워지고 딱딱해지며 혈관 내강, 즉 혈액이 흐르는 통로는 좁아지고 딱딱해진 혈관으로 인해 혈관 탄력성은 떨어져 혈관이 막혀서 생기는 경색성 질환뿐 아니라 혈관이 터져서 생기는 출혈성 질환의 발생 위험도 커집니다.

당뇨병 환자도 염증은 잘 생기고 면역력은 떨어져 있는 경우가 많기 때문에 한번 상처가 나면 잘 낫지 않습니다. 당뇨발DM foot과 같은 합병증 역시 당뇨병 환자의 경우 말초 신경 병증으로 인해 감각이 둔해져 뜨거운 물이나 날카로운 물건과 같은 위험 요인에 의한 손상이 높아지고 말초 혈관 질환으로 인해 혈액 순환이 원활하게 되지 않아 일반인은 따로 치료하지 않아도 스스로 치유되는 사소한 상처도 당뇨병 환자는 심각한 상태로 악화되기도 합니다. 이때 당뇨병 질환 자체의 특징인 염증이 호발하고 면역력이 떨어지는 특성이 더해지며 단순 무좀도 발을 절단해야 하는 최악의 상황으로 치달게 되는 경우가 절대 적지 않습니다.

이렇게 염증을 조절하는 일은 날씬한 몸매와 건강을 유지하는 데 필수 요소입니다. 즉, 면역 다이어트란 내 몸 염증을 미리 예방하고 만성 염증 상태로 진행되는 것을 막아 내 몸의 면역력을 지키는 다이어트를 의미합니다. 몸의 만성 염증 상태, 그러니까 살찌게 만드는 내장 지방과 스테로이드 호르몬인 코르티솔 호르몬의 비정상적인 분비 상태를 교정하지 않으면 결코 '살찌는 체질'에서 벗어날 수 없으며 질병에서 자유로워질 수 없습니다.

그러면 염증은 어떻게 낮출 수 있을까요? 첫째, 생활 속에서 몸에 염증을 유발하는 효과proinflammatory effect가 있는 원인에서 멀어져야 합니다. 음주, 흡연은 물론이고 가공식품, 혈당 스파이크 및 고혈당을 유발하는 음식들, 불면증, 과도한 정신적, 신체적 스트레스 같은 것들 말입니다.

둘째, 염증을 유발하는 원인을 피하려고 노력했음에도 피할 수 없이 발생하는 염증들은 항염 효과anti-inflammatory effect가 있는 성분들로 염증 진행을 최소화해야 합니다. 항염 효과가 있는 성분들이 풍부한 음식, 운동이나 명상처럼 생활 속 실천으로 염증을 낮출 방법에 대해서도 뒤에서 자세히 다루겠습니다.

먼저 병원에서 염증을 낮추기 위해 진행하는 치료를 몇 가지 소개하자면 미슬토mistletoe 주사, 한국어로는 '겨우살이' 주사가 있습니다. 겨우살이의 학명은 Viscum Album으로 다른 식물에 기생해서 겨울을 나는 기생목입니다. 크리스마스 캐럴 중 〈겨우살이 아래에서Under The Mistletoe〉의 가사를 자주 접하게 되는데 서양 문화에서는 겨우살이나무나 장식 아래에서 키스하는 연인은 행복해진다 혹은 겨우살이나무 장식 아래에서는 연인이 아닌 상대에게도 키스를 할 수 있다 등의 속설이 존재합니다. 이런 재밌는 스토리를 가진 겨우살이는 항암, 항염, 면역 증강 효과로 암 환자의 보조적 치료로 사용되고 있습니다.

미슬토는 렉틴lectin이라는 성분을 함유하고 있는데 이 렉틴은 알파 체인alpha chain, 베타 체인beta chain 등으로 구성되어 있고 베타 체인이 세포막 수용체에 결합하여 세포내이입

endocytosis 방식의 세포 내부로 이동한 후, 나머지 알파 체인이 리보솜 RNA^{ribosome RNA}를 가수 분해하여 암세포의 세포 자살^{apoptosis}을 유발함으로써 항암 효과를 가지는 것으로 알려져 있습니다. 그 외에도 NK 세포 활성도 증가 등과 같은 면역 증깅 효과도 가지고 있으며 무엇보다 염증 반응을 촉진하는 COX-2^{cyclooxygenase-2}의 작용을 저해함으로써 염증을 억제하는 항염 효과를 가집니다. 이렇게 항암, 항염 효과에 면역 증강 효과까지 있는 미슬토는 지방 축적을 막고 피하 지방 분해 효과도 있어 저희 병원 지방 분해 주사의 핵심 성분으로 사용됩니다.

글루타치온과 셀레늄 역시 강력한 항산화^{antioxidants} 성분이자 항염 효과를 가집니다. 염증과 활성 산소에 의한 세포 손상은 동시다발적으로 이뤄지는 경우가 많습니다. 따라서 글루타치온이나 셀레늄 같은 항산화 성분 역시 활성 산소에 의한 조직 손상 및 염증을 함께 억제하는 효과를 기대할 수 있습니다.

비타민 중에서도 비타민 D는 염증과 깊은 관련성이 있습니다. 비타민 D는 우리 몸과 정신 모두에 중요하게 작용하지 않는 지점이 없습니다. 비타민 D는 근골격계 건강은 물론 피부 건강, 면역력, 염증과 암 예방과 같은 신체 건강뿐만 아니라 불면증, 우울증, 불안 장애 등 정신 건강과의 연관성도 수많은 연구를 통해 입증되었습니다. 비타민 D는 염증 조절에서도 매우 중요한 역할을 담당하기 때문에 낮은 혈중 비타민 D 레벨은 만성 염증 질환의 발생 및 악화로 연결됩니다. 그런데 혈중 비타민 D 수치가 부족한 분들이 많습니다. 그중에서도 비만이나 당뇨 환자의 경우 일반인보다 훨씬 높은 비율로 혈중 비타민 D가 부족한 것으로 나타났습니다. 달리 말하면 혈중 비타민 D 부족은 비만이나 당뇨 등 질병과 관련된 잠재적 위험 요인으로 추정할 수 있기에 면역 다이어트를 진행하는 환자에게 비타민 D 검사와 주사 및 경구 영양제를 통한 비타민 D 보충 요법을 시행하고 있습니다.

하지만 살찐 환자의 염증을 낮추기 위해 무엇보다 중요한 건 결국 염증 유발 물질을 분비하는 지방, 그중에서도 내장 지방을 제거하고 초가공식품이나 고혈당 음식과 같이 염증을 유발하는 식단, 불규칙한 수면 및 생활 습관 등 염증을 유발하는 삶 전반을 교정하는 일입니다.

내 몸 암과 치매를
막아 주는 '면역 다이어트'

　　'다이어트가 암과 치매 예방에 무슨 관련
이 있나?' 싶겠지만 매우 깊은 관련이 있습니다.

　먼저 치매부터 이야기해 보겠습니다. 암만큼이나 많은 사
람이 두려워하는 병이 치매입니다. 주변 사람들은 물론 자신
이 누구인지조차 기억하지 못하게 되는 잔인한 병입니다. 치
매를 두려워하는 이들이 입을 모아 말하는 건 '죽음은 두렵
지 않다. 다만 가족들에게 짐이 되고 싶지 않다' 입니다. 중증
치매는 24시간 옆에서 간병하는 사람이 필요하다 보니 간병

인 고용 문제로 인한 경제적인 부담과 가족들의 간병 부담의 강도가 매우 센 병입니다. 심지어 치매 환자를 돌보는 가족의 경우 유전적인 문제를 떠나서 환경적인 요인만으로도 일반인보다 치매에 걸릴 확률이 배로 높아집니다. 치매 환자를 돌보는 배우자의 경우, 부부 사이는 혈육 간이 아니므로 유전적인 요소가 작용하지 않았음에도 일반인보다 치매에 걸릴 확률이 두 배 가까이 높아지는 것으로 나타났습니다. 치매 배우자를 간병하느라 생기는 수면 부족, 집에서 함께 고립되며 신체 및 외부 활동의 부족, 간병 스트레스로 인한 우울증 등이 간병 배우자의 치매 발병 위험성을 높이는 데 기여하는 것으로 추정됩니다. 이렇게 무서운 치매가 다이어트와 어떤 상관이 있을까요?

결론적으로 말하면 다수의 연구에서 비만이면 치매 발병 위험성이 증가하는 것으로 입증되었습니다. 비만 환자에서 흔히 동반되는 고혈압, 당뇨, 고지혈증이 혈관 질환을 유발하고 뇌혈관이 막히거나 터지는 뇌졸중 발병 위험성이 증가한다는 건 많이 알고 있습니다. 이런 뇌혈관 질환의 경우 혈관성 치매로 이어질 수 있기에 비만 환자에서 혈관성 치매 발병 위험성이 증가합니다. 또한 치매 중에서 가장 높은 비율을 차지하는 알츠하이머 치매 역시 반대 결과를 보인 연구들도 존재하긴 하지만 다수의 연구는 비만이면 알츠하이머 치매 발병 위험이 증가한다고 보며 거기에는 렙틴^{leptin} 호르몬 저항성 및 염증이 관여한다고 추정합니다. 당뇨 환자도 일반인보다 치매 발병 위험성이 훨씬 높습니다. 당뇨 환자에게 치매 발병 위험이 커지는 기전에도 염증이 관여합니다. 신경 염증^{neuroinflammation}이라고도 하는 뇌, 척수와 같은 중추 신경계를 비롯한 신경 조직에 발생하는 염증은 뇌 조직 손상 및 기능 저하를 유발해서 치매와 같은 질병의 악화로 이어집니다. 덧붙여 크론병, 궤양성 대장염 같은 염증성 장 질환 환자의 경우 치매 발생 위험이 일반인보다 훨씬 높다는 사실 역시 '염증'과 '치매'의 관련 사실을 입증합니다. 따라서 염증을 낮추고 적정 체중을 유지하는 면역 다이어트는 치매 예방에도 기여합니다.

암 역시 마찬가지입니다. 암 환자 전문 병원에서 오랫동안 일했던 제가 다이어트 병원을 개원한다고 했을 때 의아해하는 분들도 많았습니다. 하지만 제가 하려고 하는 치료가 궁극적으로는 암을 예방하기 위한 다이어트, '면역 다이어트'라는 사실을 알고 나면 다들 저에게 딱 맞는 일이라며 수긍했습니다. 서울대학교 식품영양학과, 서울대병원 가정의학과, 암 환자 전문 병원 진료원장, 암 환자와 암 발병 고위험군 환자(간경화)의 보호자, 이 모든 여정이 암까지 예방하는 다이어트 치료로 저를 이끌었고 일종의 '소명'이라고 생각하고 있습니다. 이미 암을 진단받은 환자의 진료도 계속하고 있지만 암이라는 병은 무엇보다 '예방'이 중요하기에 환자군을 일반인까지 확장했습니다.

면역 다이어트의 병원 프로그램은 암 환자 치료에 사용되는 싸이모신 알파 1, 미슬토, 고용량 비타민 C 같은 치료가 포함됩니다. 식단 역시 개인마다 차이가 있지만 암 환자들의 식단과 유사한 점이 많습니다. 단순당 같은 나쁜 탄수화물의 섭취는 줄이고 양질의 단백질과 항산화 성분, 식이 섬유소가 풍부한 야채의 구성을 늘리는 게 기본이 된다는 점에서 말입니다. 물론 암의 종류나 진단 시기, 현재 치료 진행 상황 등에 따라 식단 처방은 달라집니다. 암 환자 식단도 그렇고, 다이어트 식단도 그렇고 '개인 맞춤 영양 치료Personalized Nutrition Therapy'가 중요합니다. 여기에는 1인 가구인지, 장을 보고 식사를 준비하는 가족 구성원이 누구인지까지 고려해서 현실적으로 지속할 수 있는 식단을 구성합니다.

암 환자 전문 병원에 가면 여성 환자가 남성보다 훨씬 많습니다. 여기에는 식단을 짜고 식사를 준비하는 주요 인물이 어머니, 여성 환자라는 점이 꽤 크게 작용합니다. 여성 암 환자의 경우에는 암 치료를 받는 와중에도 집에 있으면 집안일이 눈에 거슬려 편히 쉬지 못하고 항암 식단도 본인이 손질, 요리하며 하는 김에 가족까지 건강식으로 준비하다가 건강 식단을 실천해서 얻는 이득보다 준비하며 겪는 체력적, 정신적 소모가 더 큰 경우도 많습니다. 그렇다 보니 여성 암 환자는 삼시 세끼 밥이 나오고 청소할 필요가 없는 암 요양 병원에 입원해서 지내는 걸 선호하는 경우가 남성 환자보다 압도적으로 많습니다.

다양한 요소를 고려하여 현실적이고 지속 가능한 식단을 구성하는 일의 중요성은 다이어트 환자도 마찬가지입니다. 집에서 음식을 거의 해 먹지 않는 1인 가구, 회사 생활, 육아만으로도 바쁜 환자에게 다이어트 식단을 위해 시간이 많이 소요되는 음식을 준비하고 도시락을 싸서 다니라고 할 수는 없는 노릇입니다. 지속적으로 실천하기 어려운 루틴은 금방 포기하기 마련입니다. 단기간 실천으로 살을 뺄 수는 있겠지만 중단하는 순간 다시 요요로 살찌게 됩니다.

돌아와서 면역 다이어트의 궁극적인 목적은 암, 치매와 같은 질병을 예방하는 것입니다. 단순히 외형적인 변화를 이루는 걸 넘어서 암과 치매를 유발하는 체내 염증과 활성 산소를 낮추고 손상 세포와 암세포를 적시에 제거하는 면역 기능을 높이는 게 면역 다이어트의 핵심입니다.

비만, 내장 지방, 근육 부족, 신체 활동 부족 등 다이어트가 필요한 사람들의 암 발생 위험성 증가에 관련된 연구 결과는 너무나 많습니다. 유방암, 대장암 같은 특정 암의 경우에는 과체중, 비만, 서구화된 식습관이 암 발생 및 재발 등에 관여할 뿐 아니라 내장 지방은 염증 유발 물질을 분비하여 우리 몸에 염증, 세포 손상을 유발하고 암으로 발전할 수 있는 DNA 돌연변이 세포를 발생시킵니다. 또한 잘못된 다이어트는 근육 손실로 이어지는데 근감소증 같은 근육 부족은 각종 암과 치매 발생 위험을 증가시킨다는 사실이 입증되었습니다. 우리 몸에 근육이 부족하고 지방 세포가 차지하는 비중이 높은 경우 염증이 호발하는데 반복해서 강조하지만 암과 치매 예방을 위해서는 염증은 낮추고 면역력은 높이는 것이 무엇보다 중요합니다.

결론적으로 식욕 억제제 같은 유해 약물을 사용하는 잘못된 다이어트는 몸의 '염증'을 유발하고 이 염증이 몸의 '암'과 '치매'로 이어집니다. 반대로 염증을 낮추고 면역력은 높이는 '면역 다이어트'는 우리 몸의 '암'과 '치매'를 예방해 주는 건강한 다이어트입니다.

내 몸 자율 신경계 균형을 잡아 주는 '면역 다이어트'

성공적인 다이어트를 위해서는 무너진 자율 신경계 균형을 바로잡는 과정이 필수입니다. 자율 신경계 불균형 해소는 살을 빼기 위해서도 중요하지만 무엇보다 다시 살이 찌는 요요 현상을 막기 위해서 다이어트 과정 중 필수로 해결해야 하는 문제입니다.

2장에서 자율 신경계 불균형 상태의 환자, 그로 인한 공황 장애, 불면증으로 고통받는 환자들을 지목하며 자율 신경계 ANS, autonomic nervous system에 관해 설명했지만 빠르게 복습하겠습니다.

'교감 신경'과 '부교감 신경'으로 이루어진 자율 신경은 이름처럼 '자율적으로' 상황에 맞게 조절돼야 합니다. 급하게 뭔가를 처리해야 하는 위기의 순간이나 집중해서 일을 해결해야 할 때, 아드레날린과 같이 우리 몸을 각성시키고 에너지를 업^{up} 시켜야 하는 상황에서는 '교감 신경'이 활성화되어야 하고, 반대로 수면과 휴식을 취할 때 마음을 가라앉히고 평온을 유지해야 할 때는 '부교감 신경'이 활성화되어야 합니다. 즉, '교감 신경'과 '부교감 신경'이 '균형'을 이루며 정상적으로 작동해야 하는데 이 균형과 자동 작동 시스템이 깨지면 여러 가지 고통스러운 증상이 발생합니다. '교감 신경 과활성 상태', 다르게 표현하면 부교감 신경 활성화 기능이 고장 나 잠을 자고 편하게 휴식을 취하고 싶은 시간에도 가슴이 두근거리고 불안하고 초조하며 입 마름, 두통, 불면증 같은 증상이 나타나는 겁니다. 이 시기에는 소화도 되지 않고 식욕도 없기 때문에 살이 빠지고 마른 환자들이 대부분입니다. 이런 환자들도 넓은 의미의 '다이어트'가 필요합니다. 건강한 식단과 규칙적인 운동, 생활 습관 교정으로 자율 신경계 불균형 상태를 해소하고 스트레스에 의한 염증과 면역력 저하를 예방, 치료하며 적정 체중과 근육량을 찾아가는 다이어트가 필요한 것입니다.

반면에 교감 신경이 과활성 상태인 환자 중에서 살이 찌는 경우도 발생합니다. 스트레스 호르몬인 코르티솔의 영향도 있지만 불안, 불면 등의 문제로 인해 체중 증가가 부작용으로 나타나는 약물 치료를 받는 경우, 불안을 낮추고 잠을 자기 위해 음주를 하거나 자기 전 과식, 폭식을 하는 경우, 자신이 안전하다고 느끼는 집 외에는 외부 활동을 비롯한 신체 활동을 최소화하는 경우 등 다양한 사례가 존재합니다.

살찐 사람들에 대해서 '둔하다, 예민하지 않다, 속 편해서 살이 찌는 거다' 같은 편견들이 있는데 사실은 반대인 경우도 허다합니다. 오히려 예민하고 스트레스에 취약한 사람인데 건강하게 스트레스를 해소하는 방법이 따로 없고 부정적인 감정을 다루는 방법을 모르다 보니 먹는 것으로 풀다가 살이 찌는 경우 말입니다. 회사에서, 외부 인간관계에서 스트레스를 받고 집으로 돌아와 치킨과 맥주, 맵고 짠 배달 음식을 시켜 먹고 그대로 누워서 TV나 유튜브를 시청하다가 배부른 채 잠드는 경우도 많을 겁니다. 제 환자 중에는 불안이 너무 높아서 구내식당에서 점심을 제공받는 직장인데도 하루 종일 굶고 있다가 본인이 온전히 안전하다고 느끼는 집에 와서 종일 긴장하고 아무것도 먹지 않은 것을 보상받듯 폭식하는 분도 계셨습니다. 본래 긴장되고 불안한 상태에서는 무언가를 먹고 싶은 마음도 없고 소화도 되지 않습니다. 이유는 교감 신경이 항진된 상태에서는 위장관 운동도 억제되기 때문입니다. 긴장을 풀고 잠들려는 방법으로 '술'이라는 최악의 선택을 하는 분도 계십니다. 이건 살이 찌는 문제를 떠나 알코올 의존증, 알코올 중독으로 가는 지름길입니다.

이렇게 수면이나 안정을 취해야 하는 상황에도 부교감 신경은 활성화되지 않고 교감 신경만 과도하게 항진된 상태가 지속되다 보면 자율 신경계 불균형 상태를 넘어 아예 자동차가 퍼져 버리듯 셧다운shutdown 되어 아예 제대로 작동하지 못하는 상태까지 이릅니다. 상황에 맞지 않게 과도하게 일하던 교감 신경이 멈추면 이전의 교감 신경 항진과 관련된 증상들(각성, 심계항진, 불면, 불안, 초조, 두통, 입 마름 등)을 대신해 무기력, 만성 피로, 우울과 같이 아무것도 하고 싶지 않고 손가락 움직일 힘도 없는 상태로 넘어갑니다. 그저 먹고 누워 아무것도 하고 싶지 않은 상태가 되는 겁니다.

이 상태는 교감 신경 과활성 상태에서 분비된 스트레스

호르몬의 고갈로 발생하는 부신 피로와도 연결됩니다. 부신은 우리 몸의 콩팥(신장) 근처에 있는 장기입니다. 교감 신경의 과항진 및 만성적인 스트레스 상태가 오랜 시간 지속되면 부신에서 호르몬을 무리해서 분비하다가 어느 순간 고갈된 것처럼 더 이상 분비하지 않는 상황에 이릅니다. 이런 환자의 경우 혈액 검사를 통해 부신 호르몬 수치를 확인해 보면 호르몬 수치가 비정상적으로 낮거나 호르몬 간의 비율ratio이 비정상적인 것을 확인할 수 있습니다.

돌아가서 자율 신경계 불균형 해소는 살을 효과적으로 빼기 위해서뿐만 아니라 요요를 막기 위해서 다이어트 과정 중 필수로 해결해야 한다고 말했던 기억이 나실 겁니다.

자율 신경계 불균형 상태에 대한 교정 없이 식욕 억제제 등의 방식으로 체중 감량에 성공하더라도 결국 이전과 같은 생활로 돌아가게 되고, 이는 요요 현상으로 이어집니다. 불안, 우울과 같은 부정적인 감정과 관련된 보상성 음식 섭취 혹은 음주, 과도한 수면이나 불면증, 외부로의 고립과 신체 활동의 최소화, 그로 인한 스트레스와 염증, 호르몬 불균형 문제가 해결되지 않으면 애써 뺀 살이 예전으로 되돌아 가는 건 물론이고 이전보다 더 살찌게 됩니다. 요요는 다이어트 전 체중으로 돌아가는 것에서 멈추지 않습니다. 이전 체중을 넘어서 다이어트 전보다 더 살찌게 되는 경우가 대다수입니다.

결론적으로 자율 신경계 균형을 잡아야만 면역 저하와 염증을 막을 수 있고 요요 없는 성공적인 다이어트를 완성할 수 있습니다. 따라서 '면역 다이어트'는 환자 각자의 자율 신경계 상태를 정확히 파악하고 자율 신경계 균형 상태와 정상 작동 회복을 위한 치료와 교정 과정을 함께 합니다.

그러면 어떻게 해야 무너진 자율 신경계 균형을 회복할 수 있을까요? 병원에서 사용할 수 있는 방법부터 말하면 불안이 높고 불면증과 같은 교감 신경 항진 상태의 환자는 주사 약물 치료를 통해 혈중 비타민 D, 혈중 글리신 수치 등을 교정할 수 있습니다. 혈중 비타민 D 수치는 면역력, 피부 건강뿐만 아니라 불안, 우울, 불면과 같은 정신 건강과도 관련이 깊습니다. 단백질을 구성하는 아미노산 중 하나인 글리신도 마찬가지입니다. 당뇨, 비만 환자에서 혈중 글리신 수치가 유의미하게 낮은 것은 물론이고 불안, 불면증과도 연관됩니다. 반면에 자율 신경계가 망가져 만성 피로, 무기력 상태에 빠진 환자의 경우 에너지를 낼 수 있는 약물을 사용합니다. 또한 이런 자율 신경계 불균형 상태의 환자들은 스트레스 및 그로 인한 활성 산소의 발생도 많을 것으로 예측되므로 글루타치온, 셀레늄, 알파리포산, 각종 비타민과 미네랄과 같은 항산화 성분을 보충함으로써 산화 스트레스에 의한 세포 손상, 염증 반응을 최소화합니다.

그런데 자율 신경계 균형 상태를 회복하기 위해서는 단순히 약물 치료만으로는 어렵습니다. 내면의 불안, 외부 스트레스에 대한 역치를 높이고 대응할 힘을 키우기 위해서는 식단, 수면, 생활 습관 전반에서 노력이 필요합니다. 여러분이 상상하기 어려운 구체적인 실천 방안이 곧 공개되니 계속 읽어 주길 바랍니다.

내 몸 체질을 바꿔 주는
'면역 다이어트'

　　'물만 먹어도 살이 찌는 체질'은 없지만(정말 물만 먹으면 살이 빠질 수밖에 없습니다. 다만 체내 수분과 근육이 빠져 음식물을 섭취하는 순간 금방 이전 체중을 회복하는 것은 물론이고 기초 대사량이 줄어 이전보다 더 많이 살이 찌게 될 뿐 단기적으로는 물만 먹으면 들어오는 칼로리가 없으니 살은 빠집니다) '조금만 먹어도 남들보다 살이 잘 찌는 체질'은 분명히 있습니다.

　어떤 사람은 많이 먹는 것 같은데 살이 잘 찌지 않고 어떤 사람은 조금만 먹고 다이어트를 달고 살아도 살이 찝니다. 이유가 무엇일까요? 당연히 많은 사람이 알고 있는 것처럼 '근육'이 부족하면 '기초 대사량'이 낮으므로 적게 먹어도 살이 잘 찝니다. 이런 기본적인 이유 말고 조금만 먹어도 살이 잘 찌는 체질은 다양한 원인에 기인합니다.

'만성 염증' 상태에 '코르티솔 호르몬'이 지속적으로 분비되는 상태가 대표적으로 '살이 잘 찌는 체질'입니다. 또한 장 건강, 그러니까 유익균과 유해균으로 분류할 수 있는 '장내 미생물' 구성 역시 살찌는 체질과 관련된 것으로 나타났습니다. 비만한 사람의 장내 미생물 구성이 날씬한 사람들과 유의미한 차이가 있고 날씬한 사람의 대변을 이용해서 살찐 사람에게 날씬한 사람의 장내 미생물을 이식FMT, fecal microbiota transplantation하면 비만인의 인슐린 저항성이 개선되는 등 대변 이식이 비만 치료에 효과가 있을 거란 기대로 관련 연구가 지속되고 있습니다.

에너지 대사energy metabolism는 우리가 살아가는 데 필요한 에너지를 얻고 소비하는 일련의 과정입니다. 이 과정에 '미토콘드리아mitochondria'가 중요하게 작용합니다. 생물 시간에 미토콘드리아에 대해 들어본 기억이 어렴풋이 나는 분도 계실 겁니다. 미토콘드리아는 세포 내 존재하는 '에너지 생성 공장'

같은 것입니다. 우리가 음식물 등을 통해 얻은 포도당과 같은 영양소를 에너지 원료^{ATP}로 바꾸어 우리가 살아가는 데 필요한 기본적인 에너지를 생성하는 공장 역할을 하는 세포소기관입니다. 자동차로 치면 엔진에 비유할 수 있는 아주 중요한 존재입니다.

그런데 미토콘드리아의 수와 기능이 떨어지면 당연히 우리 몸 세포와 조직에 필요한 에너지 공급이 부족해지고 피로, 노화, 면역 저하, 비만과 같은 각종 대사 질환으로 이어집니다. '미토콘드리아'와 '비만'은 서로 영향을 주고받는데 미토콘드리아가 제대로 일을 하지 못하는 경우 살이 찌게 되고 반대로 살이 찐 비만의 경우 미토콘드리아 기능에 문제가 발생합니다. 즉, 미토콘드리아가 제대로 일을 하지 못하면 악순환의 고리로 비만의 늪에 빠지게 되는 것입니다.

미토콘드리아는 나이를 먹을수록 그 수는 줄어들고 기능이 떨어지는데 우리 몸의 체온을 유지^{thermogenesis}하기 위해 에너지를 소모하는 갈색 지방 조직$^{BAT, brown adipose tissue}$ 내에서 미토콘드리아가 핵심적으로 작용합니다. 이는 기초 대사량과도 관련이 깊은데 우리가 휴식하는 동안 소비되는 에너지$^{REE, resting energy expenditure}$에서 체온을 유지하기 위해 열을 발생시키고 칼로리를 태우는 과정에서 소비되는 에너지가 높은 비중을 차지합니다.

정리하면 살이 잘 찌는 체질은 기초 대사량이 낮은 것과 연관되는데 기초 대사량이 낮은 건 지방 조직 내에서 미토콘드리아가 제대로 일을 하지 못하는 것과 연관됩니다. 즉, 미토콘드리아의 수와 기능이 떨어지면 살이 잘 찌는 체질, 비만 체질로 이어진다는 말입니다.

반대로 비만인 경우도 미토콘드리아 기능 저하mitochondrial dysfunction가 발생합니다. 미토콘드리아의 기능 저하는 비만의 원인이자 결과로 작용합니다. 비만으로 인해 미토콘드리아가 제대로 일하지 못하면 우리 몸이 일하는 데 필요한 에너지 연료가 부족하게 되므로 이로 인한 피로, 노화 증상은 물론이고 인슐린 저항성과 같은 대사 질환이 잘 발생할 뿐 아니라 면역력 저하까지 영향을 줍니다.

그러면 미토콘드리아의 수를 늘리고 기능을 활성화해 대사가 활발히 일어나는 몸, 에너지 효율이 좋아 적당히 먹어도 살찌지 않고 에너지가 부족하다고 느끼지 않는 몸이 되려면 어떻게 해야 할까요? 미토콘드리아 생합성에 관여하는 아르기닌, 나이아신, 미토콘드리아라는 엔진이 일하는 과정TCA cycle의 조효소, 운송 수단 등으로 관여하는 비타민 B군, 마그네슘, L-카르니틴, 활성 산소에서 미토콘드리아를 보호하는 역할을 하는 각종 비타민, 미네랄, 항산화 성분들을 보충해 주는 것이 도움이 될 수 있습니다.

이런 비타민, 미네랄 같은 항산화 성분 및 각종 아미노산(아르기닌, 카르니틴)은 꼭 미토콘드리아와 연결하지 않아도 여러 경로를 통해 몸의 정상적인 대사 활동에 관여합니다. 즉, 이런 성분들이 체내에 부족하면 몸의 에너지 대사가 효율적으로 이뤄지지 않기 때문에 음식으로 섭취한 열량의 소모도 효과적으로 이루어지지 않고 에너지 레벨이 낮아서 운동을 비롯한 신체 활동은 줄어드니 조금만 먹어도 살이 찌는 억울한 체질이 됩니다.

그리고 이런 비타민, 미네랄, 아미노산 같은 영양 성분들은 면역력과도 깊은 관련이 있습니다. '면역 세포' 역시 '세포'이다 보니 활성 산소(산화 스트레스)에 의한 세포 손상을 받게 되는데 비타민, 미네랄 같은 항산화 성분들은 우리 몸의 '항산화', 즉 산화 스트레스에 의한 손상을 막는 역할을 합니다. 아미노산 역시 단백질의 구성단위로서 면역 세포를 비롯한 세포의 구성 성분, 즉 생성과 작용에 관여합니다. 따라서 정상적인 면역 체계의 유지를 위해서는 필수적인 영양소입니다.

돌아와서 정리하면 살이 찌는 체질, 살이 잘 찌지 않는 체질이라는 것이 존재하고 여기에는 호르몬, 장내 미생물, 미토콘드리아의 수와 기능, 에너지 대사에 관여하는 각종 영양 성분, 조효소들이 체내 충분하게 존재하는지 등 굉장히 다양한 요인들이 작용합니다. 따라서 조금만 먹어도 살이 찌는 체질을 바꾸기 위해서는 코르티솔과 같은 스트레스 호르몬의 분비는 줄이고 에너지 대사 과정에 관여하는 항산화 성분 및 영양소를 적절하게 보충해야 합니다. 그리고 이렇게 살이 찌지 않는 체질로 몸을 변화시키는 과정이 '면역 다이어트' 안에서 자연스럽게 얻어지게 되는 내 몸의 체질 변화입니다.

4장

지금 당장 '면역 다이어트'를
시작하세요

면역력을 해치는
약물을 쓰지 않는 다이어트

약물에 의존하는 다이어트는 시작도 하지 말 것! 본인은 다를 것이라는 생각은 오만이다

모든 중독은 남들과 다르게 나는 중독에 빠지지 않을 것이고 내가 원할 때 얼마든지 중단할 수 있다는 착각과 자만에서 시작됩니다. 담배, 마약, 도박 등에 중독된 사람들이 중독 물질을 어떻게 시작했는지 이야기를 들어 보면 처음에는 '호기심에, 재미로, 한 번만, 몇 번만 하고 그만두려고 했다'라고 말하는 분들이 많습니다. '나는 중독에 빠져서 내 인생이 나의 의지가 아닌 중독 물질에 의해 좌지우지되길 원해! 그만두고 싶어도 벗어날 수 없는 의존 상태에 빠지고 말 테야!' 같은 마음으로 시작하는 사람은 없습니다. 많은 중독자가 다른 사람들과 달리 본인은 중독과는 거리가 먼 사람이고 원하는 만큼 일시적인 재미만 본 후 얼마든지 원할 때 발을 뺄 수 있을 거라 생각합니다. 하지만 나라는 사람이 아무리 특별해도 다른 사람들과 똑같이 뇌를 비롯한 신체를 가진 인간일 뿐입니다. 중독을 유발한다고 알려진 물질에 반응하여 뇌 신경전달물질neurotransmitter의 분비는 물론 뇌 구조 자체까지 변하게 된다는 사실은 이미 과학적으로 입증되었습니다. 이런 신체 반응은 결국 내성, 의존, 중독, 금단 증상으로 이어지고 중독에서 벗어나기 위해서는 많은 대가를 치르게 됩니다.

식욕 억제제를 비롯한 약물 중독도 마찬가지입니다. 살을 빼기 위해 약물 복용을 시작할 때 다이어트 약물에 중독되는 결말은 꿈에도 생각하지 못할 겁니다. 의사, 한의사가 처방해 주니 안전한 거라고 믿습니다. 딱 ○○킬로그램까지만 약의 도움을 받아 빼고, 이후에는 약 없이 식단과 운동으로 충분히 유지할 수 있을 거라는 나름의 계획과 믿음을 가지고 시작합니다. 미용상의 외모 개선과 건강까지, 두 마리 토끼를 잡을 수 있을 거라는 희망찬 미래를 꿈꿉니다.

하지만 다이어트 약물을 사용한 대다수 환자 이야기의 결말은 희망찬 미래와는 매우 다릅니다. 약물을 복용하며 각종 부작용에 시달리고 염증과 활성 산소의 공격 증가, 면역력 서하로 건강이 상하는 것은 물론 요요 현상으로 다이어트 이전보다 더 살찌는 경우가 허다합니다. 말하지 않아서 모를 뿐이지 여러분의 상상보다 훨씬 많은 사람들이 다이어트 약물 사용 경험이 있고 실패 후 요요 경험도 상상 이상으로 많습니다. 쉬쉬하고 있어서 일반인들은 그 규모를 잘 모를 뿐이지 다이어트 약물 시장의 규모는 엄청납니다. 저희 병원 환자들이 유난히 의지가 약한 사람이거나 유난히 운이 없는 경우라서 각종 다이어트 실패와 약물 중독을 경험한 게 아닙니다.

기존 식욕 억제제에 비해 다소 부작용이 적다고 알려진 삭센다, 위고비 주사 역시 내성 문제나 중단 후 요요 현상을 피할 수 없는 건 마찬가지입니다. 기존 펜터민 계열의 식욕 억제제에 의한 가슴 두근거림, 두통, 불면, 입 마름, 불안 증상과 같은 부작용이 없고 당뇨 치료제로 시작된 주사라서 장기간 사용해도 된다고 알려진 GLP-1 유사체 주사 역시 결국은 식욕 억제제입니다. GLP-1 유사체 주사의 흔한 부작용인 메슥거림, 구토, 설사, 변비 같은 소화기계 부작용은 감당한다고 하더라도 일정 기간 사용하다 보면 내성이 생겨 주사를 사용하는 동안에도 식욕 조절이 되지 않고 다시 살찌는 경우도 많습니다. 여기에 더 안 좋게 진행되는 상황은 '이게 별 효과가 없나 보다. 그만 맞아야겠다' 하고 중단하면 식욕 조절이 더 어려워지면서 무섭게 요요 현상이 발생합니다. 삭센다 주사도 처음 나왔을 때는 혁신적인 치료제였지만 현재는 삭센다 다이어트 실패 사례가 너무나 흔합니다. 저를 찾아오는 환자 중 삭센다 주사로 다이어트를 시도해 본 경험이 없는 분은 손에 꼽을 정도로 적습니다.

일론 머스크가 본인의 체중 감량 비법으로 공개하며 전 세계적으로 화제가 된 위고비 주사가 우리나라에 수입되며 연일 화제입니다. 저는 위고비 주사도 결국 삭센다처럼 될 거라고 예상합니다. 매일 맞아야 하는 삭센다 주사와 달리 일주일에 한 번만 맞아도 되고 체중 감량 효과도 더 커졌다고 하지만 결말은 크게 다르지 않을 거라 예상합니다. 시간이 좀 더흐르고 나면 '위고비 주사 다이어트를 했는데 내성이 생겨서 실패했다. 살을 뺏었는데 주사를 중단하자마자 다시 살이 쪘다' 할 환자들이 찾아올 것 같습니다.

저도 삭센다, 위고비 주사를 처방합니다. 흔히 정신 분열증이라고 하는 조현병 환자처럼 질병 때문에 살이 찌는 약물을 복용해야 하는데 뇌 자체의 병으로 본인 의지만으로는 식욕 억제가 도지히 어려운 경우, 하루라도 빨리 아버지 간 이식을 해 드려야 하는데 공여자 아들의 지방간으로 인해 수술이 미뤄지고 있는 경우처럼 일단은 빠른 체중 감량이 필요한 경우 등 아주 극소수의 케이스에서 사용합니다. 또한 주사 단독으로 사용하는 것이 아니라 면역 다이어트 프로그램을 병행하며 식욕 억제제의 감량과 중단을 진행합니다. 그래야만 요요 없이 성공적인 약물 사용 중단을 이루어 낼 수 있습니다.

즉, 식욕 억제제 같은 해로운 약물의 사용은 시작하지 않는 것이 가장 좋습니다. 그리고 이미 시작한 분들이라면 하루라도 빨리 중단할 수 있도록 해야 합니다. 면역 다이어트를 통해서 말입니다. 이제부터 본격적으로 면역 다이어트의 식단, 운동, 수면과 마음 관리 실천 방법을 공개하도록 하겠습니다.

면역 다이어트

면역력을 높여 주는
식단

정확한 문제점을 찾는 것이 먼저다. 체크리스트를 작성하고

입에 들어가는 모든 것의 사진을 찍어라

식단 체크리스트

A	alchol	음주를 하나요? 주당 몇 회, 한 번에 얼마나 마시나요?
B	big eater	대식가인가요? 혹은 좋아하는 음식을 한번에 많이 먹나요?
C	carbohydrates	밥, 빵, 국수, 떡 같은 탄수화물 음식을 좋아하나요?
D	delivery food	배달 음식을 자주 시켜 먹나요? 주당 몇 회나 시켜 먹으며 주로 어떤 음식을 시켜 먹나요?

E	emotional eating	보상성으로 음식을 먹나요? 회사와 육아에서 퇴근 후 힘들었던 일에 대한 보상을 받는다는 마음으로 음식을 먹거나 스트레스를 받으면 더 많이 먹나요?
F	fruit/vegetable	과일과 야채는 얼마나 먹나요? 횟수나 양은 어떻게 되나요?
G	greasy	기름진 음식, 삼겹살이나 치킨 같은 튀긴 음식을 선호하나요?
H	highlight	가장 좋아하는 음식 세 가지가 무엇인가요?
I	intermittent eating (fasting time)	공복 시간은 얼마나 되나요? 하루 중 가장 긴 공복 시간은 얼마큼이고 음식 섭취 간격은 얼마나 되나요?
J	juice/water	하루 물 섭취량은 얼마나 되나요? 주스나 탄산음료같이 물 이외에 자주 마시는 음료수가 있나요?
K	kimchi/rice (korean food)	밥과 김치 같은 한식을 선호하나요?
L	lunch box/ preparing meals	도시락을 싸거나 식단에 맞는 식사를 준비할 수 있는 상황이 되나요?
M	market	평소 장보기는 어떻게 하나요? 정기적으로 마트에서 장을 보나요? 새벽 배송 등 인터넷 배송을 주로 이용하나요?
N	night time eating	야식을 자주 먹나요? 주당 몇 회나 먹으며 주로 어떤 음식을 먹나요?
O	occupational/ social meeting	회식이나 사회적 모임 횟수는 얼마나 되나요?
P	protein (animal/plant)	단백질은 주로 어떤 형태로 섭취하고 있나요? 달걀, 고기, 두유, 두부 등 단백질 섭취 횟수나 식물성, 동물성 단백질 섭취 비율은 어떤가요?
Q	quality/ quantity	음식의 양과 질 중에 무엇이 더 중요한가요? 맛집을 찾아 다니거나 음식에 많은 의미를 부여하나요?
R	regular/ irregular	식사는 규칙적으로 하나요?

S	seasoning/ salt/spicy	맵고 짠, 간이 센 음식을 선호하나요?
T	time to hurry	급하게 먹는 편인가요?
U	undesirable food	싫어하는 음식이 있나요?
V	vitamin/ nutritional supplement	비타민같이 따로 챙겨 먹는 영양제가 있나요?
W	with whom	식사는 주로 누구와 함께하나요?

실제로 제가 환자 진료 때 사용하는 식단 체크 리스트입니다. 여러분도 질문에 대한 답을 한번 적어 보시길 바랍니다.

다 적으셨나요? 여러분이 살찌는 이유가 보이시나요? 왜 몸에 염증은 높고 면역력은 떨어져 있는지 수긍이 갈 만한 이유가 보이시나요?

대부분의 환자는 본인의 식단과 생활 습관에 대한 체크 리스트를 작성하고 나서 '본인이 살찌는 이유가 무엇이라고 생각하는가?'라고 물어보면 이미 답을 알고 있습니다. 술, 야식, 고칼로리 배달 음식과 밥, 빵, 국수 같은 탄수화물 위주의 식단과 과자, 아이스크림, 달콤한 커피와 같은 초가공식품, 액상 과당이 가득한 제품 섭취 때문입니다.

그 어떤 다이어트도 건강하지 못한 식단을 고수하면서 성공할 수는 없습니다. '간헐적 단식' 다이어트에 실패했다는 분들을 보면 간헐적 단식이 아니라 '간헐적 폭식'에 가까워 보이는 식단을 합니다. 비록 간헐적 단식이 먹는 '시간'을 제한하고 음식의 종류나 양은 크게 제한하지 않는 것이라 하더라도 아무거나 마음껏 먹어도 된다는 곡해, 자의적 해석을 해서는 안 됩니다. 간헐적 단식을 해서 하루에 한 끼만 먹는데 왜 살이 빠지지 않는지 모르겠다는 환자가 찍어 온 사진을 보니 공복 제한이 풀리는 두 시간 동안 남들 세끼 먹는 양보다 더 많이 먹고 있었습니다. 양도 많고 종류도 라면, 떡볶이에 때로는 음주도 곁들였습니다. 이 환자는 간헐적 폭식을 멈추고 하루 3~4회 단백질과 식이 섬유소를 소량씩 섭취하는 방법으로 체중 감량에 성공했습니다.

위의 체크 리스트를 보고 왜 살이 찌는지 이유를 알 것 같은 분은 기뻐하십시오. 원인이 명확하면 치료도 쉽습니다. 정기적으로 술을 마시고 고칼로리 배달 음식으로 야식을 먹는 분들, 밥을 먹고 단 과일이나 아이스크림을 세트처럼 후식으로 드시는 분들, 간식으로 과자, 커피 믹스, 달콤한 빵이나 음료를 드시는 분들. 이런 분들은 비교적 다이어트 치료가 쉬운 케이스입니다. 누가 봐도 살찌고 건강에 해로운 먹거리만 중단해도 살이 빠지고 염증 같은 건강 문제도 눈에 띄게 호전됩니다.

문제는 본인이 적은 식단 체크 리스트의 답변을 봐도 문제점을 파악할 수 없는 분들입니다. '나는 정말 먹는 양도 적고, 술이나 배달 음식, 야식을 먹는 것도 아니다. 단 것은 좋아하지도 않고 커피도 아메리카노 정도만 마신다. 간식도 거의 먹지 않는다. 그런데 살이 찐다' 하는 분들은 두 가지 부류로 나눌 수 있습니다.

막상 진실을 보면 많이 먹어서 살찌는 분들

VS

정말로 섭취 칼로리는 많지 않으나
몸의 대사 상태가 완전히 망가져서 살찌는 분들

본인이 전자인지, 후자인지 알기 위해서는 일단 모든 먹는 것의 사진을 찍어 봅니다. 환자분들께도 똑같이 '한 주간 입으로 들어가는 모든 것의 사진을 찍어 오기' 미션을 드립니다. 그리고 다음 진료 때 찍어 온 사진을 함께 검토하면 생각보다 전자의 경우, 본인은 정말 먹은 것이 없는데 살이 찐다고 믿고 있었지만 진실은 착각이었던 경우가 많습니다.

하루에 한 끼, 그나마 밥도 반 공기만 먹고, 술도 안 마시고, 야식도 안 먹는데 먹는 것에 비해 왜 이렇게 살찌는지 모르겠다는 60대 어머님께도 사진 과제를 드렸습니다. 이때 제가 강조한 건 한 끼 드신다는 식사 사진이 아니라 '입에 넣는 모든 것'의 사진을 찍어 오는 것이었습니다. 아니나 다를까 하루 한 끼 드신다는 것의 의미는 밥과 국, 찌개, 반찬을 차려서 먹는 것만 하루 한 번이었던 거지 중간에 고구마, 떡, 커피믹스, 설탕을 잔뜩 넣고 만든 효소, 진액을 물에 타서 하루에 몇 잔을 마시고 있었습니다.

사진을 함께 검토하면 '자신도 의식하지 못한 채 이렇게 많이 먹는지 처음 알았다' 얘기하는 분들도 있고 반면에 '입에 넣는 모든 것을 찍으라고 해서 찍기는 했지만 진짜 한 입씩만 먹었다. 이게 어떻게 많이 먹는 거냐?' 하시는 분들도 계십니다. 결코 본인이 많이 먹어서 살찐 것이 아니고 무언가 몸의 대사가 정상이 아니라 조금만 먹어도 살찐 거라 믿고 싶어 하시는 겁니다. 하지만 살이 빼기 쉬운 쪽은 많이 먹어서 살이 찐 경우입니다. 이런 경우는 그냥 '내가 인식하지 못했지만 불필요하게 많이 먹고 있었구나. 그래서 살쪘네'라며 빠르게 인정하고 교정하면 됩니다. 많이 먹어서 찐 살은 필요한 만큼만 먹으면 빠집니다.

다이어트가 정말 어려운 경우는 입에 넣는 모든 것을 사진으로 찍어서 확인해 봤는데도 먹는 양이 적은 케이스입니다. 이런 분들은 앞서 '내 몸 체질을 바꿔 주는 면역 다이어트'에서 설명한 것처럼 자율 신경계 및 호르몬의 불균형, 미토콘드리아 및 각종 에너지 대사 조효소 성분의 부족 등과 같은 문제로 정상적인 신진대사 이뤄지지 않아 물만 먹어도 살찌는 체질이 된 분들입니다. 이런 케이스의 경우 고장 난 몸을 고치는 과정이 필요하므로 앞서 많이 먹어 찌는 분들에 비해 다이어트에 더 많은 시간과 다각적인 치료가 필요합니다. 이런 분들은 단순히 먹는 걸 줄이는 방법으로는 살을 뺄 수가 없습니다. 현재도 조금 먹고 있는데 이보다 더 극단적으로 먹는 양을 줄일 수도 없거니와 그다지 효과도 없습니다. 이런 분들은 잠들어 있는 대사를 깨워야 하므로 오히려 먹는 양과 횟수를 늘려야 합니다.

즉, 내가 많이 먹어서 찐 살인지, 부족하게 먹고 있어서 대사가 원활하게 이루어지지 않고 있는 것인지 명확히 해야 합니다. 그리고 그에 맞는 식단 변화를 이루어야 합니다. 뒤에서 이어 설명하겠습니다.

완전히 바꿔라. 혁신적으로!

오답이 무엇인지 명확히 알고 있다면 정답을 찾아낼 수 있습니다. 앞서 식단 체크 리스트 작성과 입에 넣는 모든 것을 사진 찍는 방법으로 건강 오답을 찾아냈다면 정답은 쉽습니다. 건강 오답 행동을 하지 않는 것이 살을 빼고 건강을 개선할 수 있는 첫 번째 정답입니다.

술을 마시고 있다면? 금주하십시오. 고칼로리 배달 음식을 시켜 먹고 있다면? 배달 앱을 지워 버리십시오. 밤마다 야식을 먹고 있다면? 야식을 금지하세요. 삼시 세끼에 간식까지 먹고 있다면? 먹는 횟수와 양을 지금의 절반 이하로 줄입니다. 반대로 공복이 길고 먹는 양도 적다면? 단백질과 식이 섬유소를 이용해서 먹는 횟수를 하루 3~4회로 늘립니다.

물론 이건 제가 책을 읽고 계시는 여러분 개개인의 현재 식단 상태를 정확히 확인할 수 없고 신체 활동량이나 수면, 출퇴근 시간 같은 생활 패턴, 식욕 조절 능력 등 식단을 구성하는 데 있어 고려해야 할 수만 가지 문제들을 반영하지 못하는 상황임을 염두에 둬야 합니다. 인터넷에 떠도는 다이어트 식단들은 개개인의 상황을 고려하지 않고 일률적으로 '3일을 굶고 단백질 셰이크만 먹어라' 말합니다. 이제는 '개인 맞춤 영양 치료'의 시대입니다. 최적의 식단을 구성하기 위해서는 개인의 건강 상태, 성격, 취향, 경제적 상황까지 고려할 것들이 많습니다. 환자 진료 시간이 유난히 길 수밖에 없는 이유입니다.

제가 한 분 한 분 만나서 영양 상담을 해드릴 수 있다면 좋겠지만 일단은 제한된 조건 안에서 말씀드립니다. 현재 본인의 체중, 건강 상태에 대해 개선의 필요성을 느끼며 이 책을 읽고 계신 분이라면 현재 식단과 생활에서 벗어나서 변화해야 합니다. 성적이 좋지 않은 학생이라면 지금껏 본인이 고집해 왔던 공부 방법을 바꿔야 하는 것과 마찬가지입니다. 술, 야식과 고칼로리 배달 음식, 초가공식품과 같이 누구나 다동의하는 백해무익한 것에 대해서는 해야 하냐, 하지 말아야하느냐는 이견이 있을 수 없습니다.

문제는 기존에 본인 나름대로 그나마 현재의 체중과 건강상태에서 더 나빠지지 않도록 하는 관리법의 일종으로 유지하고 있었던 방식, 예를 들면 하루에 한 끼만 먹는다거나 한식을 고집한다거나 하는 것이 있다면 이번 기회에 싹 다 바꿔 보는 겁니다. 간헐적 단식을 하고 있던 사람은 소량씩 자주 먹는 형태로 바꿔 보고 자주 먹고 있던 사람은 공복 시간을 길게 유지하는 방식으로 바꿔 봅니다. 한식 위주의 식단을 고수하던 분이라면 샐러드, 단백질 파우더 같은 생소한 음식을 시도해 봐도 좋습니다.

인간에게 변화는 낯설고 용기가 필요하며 성가시고 두렵기까지 합니다. 인체 역시 기본적으로 항상성homeostasis을 유지하고자 하는 성질을 가지기 때문에 체중도, 지방과 같은 몸의 구성분도 현재의 상태에서 크게 변하고 싶어 하지 않습니다. 그렇기 때문에 기존의 방식을 고수하면서 만족할 만한 변화를 성취하는 일은 쉽지 않습니다. 우리 몸에 칼로리와 영양소가 들어오는 시간, 횟수, 종류, 방식이 달라지면 잠자던 대사 역시 '이게 무슨 일이지? 뭔가 달라졌는데?' 하며 각성하게 됩니다.

예를 들어 꽤 오랜 시간 하루 한 끼만 먹는 습관을 지속해 온 분이 있습니다. 간헐적 단식이라고 불리는 이 방법으로 처음에는 체중 감량의 재미를 보았습니다. 처음으로 간헐적 단식을 접한 3년 전, 체중 80킬로그램에서 한 달 만에 75킬로그램으로 5킬로그램 감량에 성공했습니다. 이후 간헐적 단식에 대한 확고한 믿음을 가졌고 이를 3년째 고수하고 있지만 어쩐지 더 효과는 보지 못한 채 야금야금 눈치채기도 어렵게 매달 100그램 정도씩 1년에 1킬로그램씩 늘더니 현재는 79킬로그램, 앞자리 7을 간신히 지키고 있는 수준입니다.

생각해 보면 처음 간헐적 단식을 시작할 당시에는 몸에게도 큰 변화였을 겁니다. 기존 삼시 세끼에 간식과 야식까지 챙겨 먹던 사람이 갑자기 하루 24시간 중 두 시간만 음식을 먹을 수 있다니 말입니다. 치킨, 떡볶이 같은 고칼로리 야식과 삼시 세끼 중간에 먹던 빵, 과자 같은 간식까지 줄였으니 살이 빠지지 않는 게 더 이상한 일입니다. 덕분에 간헐적 단식을 시작하고 처음에는 체중 감량 효과가 좋았을 겁니다. 그런데 이후에는 하루 한 끼를 지키는데도 효과가 지지부진하다가 어느새 이전 몸무게에 가까워졌다는 건 몸이 변화에 적응하고 또다시 항상성을 유지하고자 하는 상태에 돌입했다고 추측할 수 있습니다.

특히나 공복을 길게 유지하는 다이어트 방식은 몸이 '내 주인은 아주 가끔 먹는구나. 이번에 먹고 나면 또 한참 지나서 칼로리와 영양소가 들어올 테니 먹는 대로 저장해 놔야 해!'라고 여기게 될 위험이 있습니다. 적게 먹어도 살이 잘 찌는 체질로 변한다는 말입니다.

이런 케이스의 분이라면 오히려 이전 방식과는 완전히 반대로 바꿔서 잠든 대사를 활성화시켜 볼 수 있습니다. 일반식한 끼에 무가당 두유, 달걀, 방울토마토, 사과 같은 단백질과식이 섬유소를 하루 3~4회 정도 시간을 정해 놓고 먹는 방식입니다. 배가 고프지 않아도, 먹기 귀찮더라도, 잠든 대사를깨우기 위해 의식적으로 먹다 보면 몸도 '어? 때가 되면 알아서 음식이 들어오네? 이따가 또 칼로리와 영양소가 들어올테니 굳이 기를 쓰고 저장할 필요 없지' 하게 됩니다. 배고플일이 없으니 참았다가 폭식하는 일도 사라집니다.

물론 반대의 경우도 마찬가지입니다. 소량씩 자주 먹는다는 게 좋다고 들어서 눈 뜨고 새벽부터 무언가를 먹기 시작해서 삼시 세끼에 중간 간식까지 챙겨 먹던 분이었다면 공복 시간을 늘리는 변화를 시도해 볼 수 있습니다. 저녁 마지막 식사 후 다음 날 아침 식사까지 12시간 이상은 공복을 가져야 위장관도 충분히 휴식을 취할 수 있습니다. 특히 아침잠이 줄어드는 장년층 이후에 몸을 생각한다고 새벽부터 건강

주스니 하는 것들을 먹어서 공복 시간을 단축하는 일은 건강에 이득보다는 손해로 작용할 가능성이 높습니다. 위장에 좋다고 소문난 걸 넣어 주는 것보다는 위장의 부담을 덜어 주는 것이 염증은 낮추고 면역력은 높이는 방법입니다.

말이 나온 김에 위장의 부담을 덜어 주는 방법이자 염증은 낮추고 면역력은 높이는 식사법을 공개하겠습니다.

100번 씹어라!

위와 장, 간과 췌장 같은 장기의 부담을 덜어줄 수 있는 좋은 방법이 있습니다. 바로 그들의 일을 줄여 주는 겁니다. 직장에서 일이 너무 많아 힘들 때 상사가 자양 강장제를 건네며 힘을 내서 열심히 일을 하라고 하는 게 위로되나요? 그것보다는 업무를 줄여 주는 상사가 좋나요? 대부분이 후자를 택할 겁니다. 우리 몸의 소화기계도 마찬가지입니다. 위에 좋다는 약, 간에 좋다는 즙 같은 것들을 먹는 대신 그들이 하는 일의 부담을 덜어 주는 편이 훨씬 그들의 건강에 도움이 됩니다. 그러면 소화 기관의 일을 어떻게 덜어줄 수 있을까요? 최대한 많이 씹어서 입안에서 충분히 소화해 넘겨주는 겁니다.

소화digestion는 입안에서부터 시작됩니다. 치아의 저작 작용으로 잘게 부숴 주는 일도 소화 작용의 중요한 부분을 담당하며 침 속 아밀라아제에 의한 탄수화물 분해는 위, 췌장, 장과 같은 다른 소화 기관들보다 제일 먼저 시작되는 소화 효소에 의한 소화 작용입니다. 따라서 음식을 먹을 때 소화라는 업무는 입안에서부터 시작, 여기서 최대한의 업무를 소화해 주어야 뒤따르는 작업자들의 업무 부담이 줄고 수월해집니다. 나이가 들며 치아 건강에 문제가 생기는 경우나 부정교합 등으로 음식을 씹는 게 어려운 경우, 소화 불량이 동반되는 사례를 흔하게 볼 수 있습니다.

'100번 씹기'는 음식을 한 입 넣었을 때 100번을 씹고 삼키는 식사법입니다. 100번 씹기를 하면 입안에서 충분히 소화를 진행하고 삼키기 때문에 위, 장, 췌장, 간과 같은 소화 기관의 일을 줄여 염증과 활성 산소의 발생을 줄일 수 있습니다. 실제로 음식을 빠르게 먹는 습관을 지닌 사람에게서 위의 염증, 위염gastritis과 같은 위장관 질환의 발병률이 증가한 것을 확인한 연구 결과도 있고 음식을 빠르게 먹는 경우 대조군에 비해 비알코올성 지방간의 발병률이 훨씬 높은 것을 확인한 연구 결과도 많습니다.

또한 100번 씹기를 통해 음식을 천천히 먹으면 과식하는 것을 방지할 수 있어 다이어트에 효과적입니다. 포만감을 느끼게 하는 호르몬들도 식사를 시작한 지 최소 15분은 지나야 제대로 작동하기 때문에 급하게 먹으면 배부름을 느끼기도 전에 필요 이상으로 과식하게 됩니다.

100번 씹기 과제를 드리면 30번도 되지 않아 입안에서 음식이 다 사라져 버린다고 말씀하는 환자분들이 많습니다. 그때는 허공을 씹으면 됩니다. 이것도 계속 습관화하다 보면 30번 만에 음식을 다 삼켰던 것이 40번, 50번으로 늘어나고 나중에는 100번이 다 되어도 입안에 씹을 음식이 남아 있을 만큼 충분히 씹고 삼킬 수 있는 상태에 도달합니다. 의식하지 않아도 입안에서 충분히 음식을 소화시키고 넘기는 음식 섭취 방식을 체득하게 되는 것입니다.

과거 이효리 씨 제주도 민박집에서 아이유 씨가 직원으로 일하는 컨셉의 TV 프로그램에서 아이유 씨의 식사 모습이 화제가 된 적 있습니다. 아이유 씨는 다른 사람들과의 식사 자리에서 항상 마지막까지 식탁에 남아 있었습니다. 입을 꼭 다물고 우물우물 열심히 씹는 모습이 귀여워서 화제가 되기도 했지만 그만큼 천천히 꼭꼭 씹어 먹는 모습이 인상적이었습니다. 혼자 사는 연예인의 일상생활을 공개한 TV 프로그램에서는 원더걸스 소희 씨가 달걀을 먹는 모습도 화제였습니다. 삶은 달걀 하나를 얼마나 오래 씹는지, 달걀 하나 먹는 시간이 남들의 배가 넘었습니다. 저는 환자분들에게 "내가 아이유다. 내가 소희다. 방송에서 내가 먹는 모습을 촬영하고 있다고 생각하면서 드세요."라고 말씀드립니다.

소화 불량, 위장염을 비롯한 소화기 질환, 과식으로 인한 체중 증가에 해결책이 될 수 있는 100번 씹기는 비용이 드는 것도 아니고 오늘부터 당장 시작할 수 있는 방법입니다. 여러분도 지금 바로 시작해 보시기 바랍니다.

거울 앞에서 식사하라

음식을 먹을 때 거울을 앞에 두고 먹는 것도 천천히 먹고 소식하는 식사 습관을 연습하고 습관화할 수 있는 좋은 방법입니다.

'무슨 공주병도 아니고 거울을 보면서 밥을 먹으라고?' 의아해하실 줄 압니다. 아마 본인이 먹는 모습을 제대로 본 사람은 거의 없을 겁니다. 그 모습을 거울로 마주하는 일종의 충격 요법입니다. 거울로 마주한 본인의 먹는 모습은 상상보다 훨씬 별로일 수 있습니다. 허겁지겁 게걸스럽게 먹는 모습, 입안에 있는 음식을 채 씹어 넘기기도 전에 입을 벌리고 또다른 음식을 추가해서 넣는 모습, 탐욕스러워 보일 정도로 많은 양의 음식을 꾸역꾸역 먹는 모습이 보일 수도 있습니다.

저 또한 TV 방송과 유튜브 촬영을 통해 처음으로 저의 먹는 모습을 제대로 보았을 때 상상보다 훨씬 별로라 꽤 충격이었습니다. 건강 관련 프로그램에 출연하다 보니 요리 연구가가 준비한 맛있는 음식, 연예인분이 평소 즐겨 먹는 음식 등을 스튜디오에서 함께 시식할 기회가 많았습니다. 촬영하며 허기가 지는데 음식이 나오니 반갑기도 하고 촬영 중이니 치우기 전에 서둘러 먹어야지 했는데 나중에 저의 먹는 모습을 확인하고 깜짝 놀랐습니다. '왜 저렇게 우걱우걱 먹지? 예쁘게 먹는 게 쉬운 일이 아니구나' 하고 말입니다.

드라마나 광고에 나오는 연예인들의 먹는 모습은 본래 잘생기고 예쁜 사람들이기도 하지만 카메라가 본인을 촬영하는 걸 의식하고 먹습니다. 저도 방송 출연 초반에는 시식하는 상황에서 평소와 같이 한입에 넣고 씹다 말할 차례가 오자 입안에 남은 음식을 어찌하지 못하고 당황하다 서둘러 꿀떡

삼키고는 정신없이 말하곤 했습니다. 하지만 이제는 카메라를 의식해서 아주 소량만 입에 넣고 오물오물 씹습니다.

오해하면 안 되는 게 저는 제 외모에 만족하며 사는 사람입니다. 보이는 걸 크게 중요시하지 않아서 쇼핑도 거의 하지 않고 방송도 매번 똑같은 옷 몇 벌로 돌려 입습니다. 자신의 먹는 모습을 보고 충격을 받으라는 게 자신의 외모를 보고 실망하고 자괴감을 느끼라는 목적이 아닙니다. 본인의 먹는 모습을 본인이 볼 수 없기 때문에 발생하는 문제, 즉 습관적으로 급하게 먹고 과식하는 걸 교정하자는 의미입니다.

거울로 내가 먹는 모습을 보면서 먹는 속도와 양을 의식하고 먹으면 평소보다 훨씬 천천히, 적게 먹을 수 있습니다. 앞서 나온 100번 씹기와 같은 맥락의 식사법입니다. 역시나 천천히 먹고 소식하면 다이어트 효과뿐만 아니라 소화 기관의 부담을 줄여 각종 소화기 질환 및 비만과 대사 질환 관련 건강 문제를 예방할 수 있습니다.

'100번 씹기'처럼 '거울 앞에서 먹기'도 특별한 비용이 발생하는 것이 아니니 누구나 바로 시작할 수 있습니다. 다들 집에 거울 하나쯤은 구비하고 있을 겁니다. 오늘 당장 시도해보세요.

음식과 감정을 분리시켜라. 이모셔널 이팅은 그만!

과거부터 음식과 감정을 연관시키는 일이 많았습니다. 특정 음식이 감정을 달래 주고 위로해 준다는 측면에서 '소울 푸드soul food'라는 개념도 존재하고 명절이나 생일처럼 다 같이 모여 축하하고 기뻐하는 자리에도 음식은 빠지지 않습니다. 우리나라는 "밥 먹었어?"라는 말로 상대의 안위를 묻는 일종의 인사말을 사용하기도 하고 "언제 밥 한번 먹자!"라는 말로 '시간 될 때 만나자'라는 뜻을 대신하기도 합니다. 이렇게 음식과 감정은 꽤 연관되어 있지만 이 둘이 잘못 만나면 '이모셔널 이팅emotional eating'으로 이어져 문제가 됩니다.

'이모셔널 이팅'은 주로 부정적인 감정과 함께 발생합니다. 직장이나 가정에서 스트레스를 받는 일이 있을 때, 화가 나거나 우울할 때, 외롭거나 마음이 허할 때, 주로 이에 대한 일종의 보상으로 불필요한 과식, 폭식을 하는 것이 이모셔널 이팅입니다.

이런 감정적인 음식 섭취는 '가짜 배고픔'과도 연관됩니다. 마땅히 허기를 채우고 필요한 영양소를 공급받는 것을 넘어서 맵고, 짜고, 단 음식, 본인이 끌리는 특정 음식을 과도하게 섭취합니다. 이모셔널 이팅으로 소비하는 음식은 거의 100퍼센트 건강하지 못한 음식입니다. "어제 회사에서 너무 스트레스를 받아서 퇴근하고 양배추 샐러드 두 그릇을 먹었어!", "마음이 너무 우울해서 당근이랑 방울토마토가 너무 당겨." 라고 말하는 사람을 주변에서 보신 적 있나요? 스트레스를 받고 우울하면 떡볶이, 아이스크림, 심지어 술이 당긴다고 말하는 사람은 쉽게 찾아볼 수 있습니다.

다이어트에 성공하고 평생 요요 없이 유지하기 위해서는 음식과 감정을 분리시키고 충동적인 음식 섭취를 완전히 차단해야 합니다. 이제부터 그 비법을 알려 드리겠습니다.

첫 번째 비법은 '알아차림self-awareness'입니다.

'알아차림'이라는 단어가 생소할 텐데 사실 명상에서 사용하는 용어입니다. 훨씬 심오한 개념이지만 한 줄로 표현하자면 '현재 내 몸과 마음의 상태에 대해 자각하는 것' 정도로 말할 수 있습니다.

명상에서 알아차림을 연습하며 얻을 수 있는 효과는 다양하지만 먼저 '현재'의 나의 상태에 집중함으로써 과거에 대한 후회와 미래에 대한 불안으로 고통받는 일이 줄어듭니다. 명상을 해 보면 단 5분이라도 딴생각 없이 나의 들숨과 날숨, 호흡 상태에 집중하는 일이 얼마나 힘든지 깨닫고 깜짝 놀랍니다. 5분 사이에 '내가 거실 불은 끄고 나왔나?', '어젯밤에 괜히 치킨을 먹어서 더부룩하네', '아, 쓸데없는 생각을 하면 안 되는데. 집중하자!', '근데 내일까지 보고서를 마무리해서 넘겨야 하는데', '이번 주말에는 비가 온다는데 약속 장소를 바꿔야 하나?' 등의 생각이 꼬리에 꼬리를 물고 이어집니다. 명상을 오래 해 온 저도 여전히 짧은 명상 중에도 '생각하지 말아야지'라는 생각을 완전히 떨쳐 내기 어렵습니다. 하지만 꾸준히 연습하다 보면 일상생활에서도 과거나 미래에 대한 후회와 걱정을 떨쳐 내는데 큰 성과를 얻을 수 있을 것입니다.

또한 알아차림을 일상까지 확대 적용할 수 있게 되면 일상에서 만나는 짜증 나고, 화나고, 스트레스를 받는 상황에서 나의 '감정'을 비롯한 몸과 마음의 상태를 빠르고 정확하게 인지함으로써 순간의 감정에 압도당하지 않을 수 있습니다. 예를 들어 직장 상사가 잘못된 지시를 해 놓고 결과물에 대해 다시 수정하라는 상황이 발생했습니다. 감정에 압도당한다는 건 이런 것입니다. '아, 바빠 죽겠는데 또 수정하라고? 분명히 나한테 이렇게 하라고 해 놓고 왜 딴소리를 하는 거지?

정말 기억을 못 하는 거야, 아니면 기억이 안 나는 척하는 거야? 저 XX 저러는 거 한두 번이 아닌데 또 저러네. 내가 지난번에도 크게 당하고 업무 지시는 무조건 메일이나 메신저로 증거를 남겨야지 다짐했는데 또 말로 받아서 이렇게 당하네. 이제는 재랑 얘기할 때 녹음기로 녹음해야 할까 봐. 그런데 내가 저 미친X 때문에 왜 그런 짓까지 해야 해? 진짜 생각할수록 열 받네. 나 엿 먹이려고 일부러 저러는 거 아냐? 아, 관두고 싶어. 내가 저 X를 보면서는 제명에 살 수가 없어. 그런데 일을 그만두면 당장 대출은 어떻게 하냐고. 내 신세야. 남편 월급이 쥐꼬리만 하니까 내가 이 수모를 당하면서 일을 관두지도 못하네. 대학 동창 중 맞벌이하는 사람은 나밖에 없어. 내 팔자는 왜 이런 거야. 전생에 무슨 죄를 지었길래⋯'

반면에 같은 상황에서 알아차림으로 감정에 압도를 당하지 않는다는 건 이런 것입니다. '아, 내가 지금 화가 나는구나. 수정하는 데 오래 걸리지는 않는데 평소보다 짜증이 나고 화가 나는 걸 보니 내가 억울해서 그런가 봐. 커뮤니케이션에 혼선이 있을 수 있으니 앞으로는 중요한 업무 지시는 메일로 남겨 달라고 요청해야겠다. 그리고 평소에도 있었던 일인데 오늘따라 유난히 감정이 요동치는 건 내 컨디션이 좋지 않은 영향도 있어. 요새 퇴근 후에도 제대로 쉬지 못했지. 오늘은 반신욕 하고 일찍 자야겠다' 이렇게 본인의 감정을 비롯한 몸과 마음의 상태를 알아차림으로써 부정적인 감정과 생각의 고리를 끊어 주는 것입니다.

알아차림은 부정적인 감정과 생각이 과식과 폭식, 충동적이고 불필요한 음식 섭취로 이어지는 이모셔널 이팅을 예방하기 위한 첫 번째 단계입니다. '매운 떡볶이가 먹고 싶어. 지금 나는 스트레스/분노/우울/회피하고 싶은 마음/슬픔으로 인해 떡볶이가 먹고 싶다는 충동이 있구나. 하지만 정말로 배가 고픈 것은 아니야. 특정 음식을 먹고 싶다는 충동이 드는 가짜 배고픔일 뿐이야. 약간 허기가 지긴 하지만 삶은 달걀 한 개에 두유 한 잔을 먹어도 충분히 배가 부를 정도야' 이렇게 본인의 상태를 알아차림으로써 충동이 바로 행동으로 이어지는 것을 제지할 수 있습니다. 이런 알아차림의 과정이 없으면 충동적으로 음식을 섭취한 후 '괜히 먹었나. 사실 별로 배고픈 건 아니었는데…'라는 후회와 더부룩함만 남게 됩니다.

'알아차림'에 이어 이모셔널 이팅을 막을 수 있는 두 번째 비법은 '나만의 루틴routine 만들기'입니다.

다이어트를 하면 기본적으로 식단 루틴을 가지고 있어야 하지만 식단 루틴뿐만 아니라 갑자기 충동적으로 뭔가를 먹고 싶은 강한 욕구가 들 때 이에 대응할 수 있는 루틴 역시 가지고 있어야 합니다. 기존의 식단 루틴을 지키기 위한 충동 조절 루틴을 마련해 두어야 갑작스럽고 강하게 찾아오는 이모셔널 이팅 충동에 지지 않을 수 있습니다.

이모셔널 이팅에 대응하는 나만의 루틴은 본인에게 효과적인 것으로 다양하게 만들 수 있습니다. 제가 환자들에게 먼저 추천하는 방법은 바로 '나가라' 입니다. 보통 이모셔널 이팅은 '집'이라는 공간에서 일어납니다. 직장에서 퇴근 후 혹은 아이들이 잠든 육아 퇴근 후 '오늘 하루 힘들었는데 당기는 음식 좀 먹어 볼까. 내가 이렇게 힘들게 일하는데 스트레스 좀 풀어야지' 하는 마음으로 시작됩니다. 그런 마음이 들면 앞서 설명한 '알아차림'으로 본인의 현재 상태를 알아차립니다. '아, 내가 건강하지 못한 음식 섭취에 대한 핑계를 찾고 있구나. 힘들게 일한 나에 대한 보상으로 내 건강을 해치는 독과 같은 안 좋은 음식을 먹는다는 건 말이 안 되지'라며 알아차린 순간 정해진 루틴대로 바로 그 공간을 벗어납니다. 나가서 10분만 걷고 온다는 생각으로 나갑니다. 주저하지 말고 바로 실행하는 것이 중요합니다. 이어폰으로 라디오를 들으며 걷는 것도 좋고 걷지 않고 휴대 전화를 보더라도 집 앞 벤치, 아파트 정자에 앉아 보세요. 이런 루틴은 구체적이면 구체적일수록 좋습니다. 음식 충동이 들 때 나가서 찍고 올 수 있는 옆 동네(우리 동네는 너무 가까울 수 있으니) 초등학교, 버스 정류장 등을 세부적으로 정해 놓고 충동이 드는 순간 고민할 것 없이 바로 엉덩이를 들고 실행에 옮기세요.

하지만 직장과 같이 당장 건물을 벗어나기 어려운 상황도 있습니다. '당 떨어지네. 탕비실에 있는 초콜릿 과자가 당기네' 할 때 산책하러 나갈 수는 없지만 화장실에 가서 양치질이나 가글을 하는 것도 방법입니다. 일단 자리에서 일어나 먹고 싶다는 생각을 한번 끊어 주는 것이 필요합니다. 혹은 페퍼민트 향의 아로마 오일을 손바닥에 덜어 향을 맡고 목 주변도 한번 쓸어 주고 간단한 스트레칭을 하는 등의 행동 루틴도 괜찮습니다.

물을 한 잔 마신다거나 방울토마토나 두유 같은 저칼로리 음식을 먹는 방법도 있지만 저는 개인적으로 이모셔널 이팅을 막기 위한 루틴으로 무언가를 대체해서 먹는 방법은 추천하지 않습니다. 왜냐하면 스트레스와 같은 부정적인 감정으로 뭔가를 먹고 싶다고 느낄 때는 어차피 실제 먹을 것이 부족해서 허기가 진 상태가 아니고 '가짜 배고픔'인 경우가 대부분이기 때문에 대체 음식을 먹는 것으로는 충족되지 않습니다. 떡볶이가 먹고 싶은데 방울토마토와 달걀을 먹었다가 '역시 이걸로는 안 되겠어!' 하며 결국 이모셔널 이팅으로 떡볶이를 먹을 위험성이 높습니다.

이모셔널 이팅에 대한 충동이 든 후 뭔가를 먹는 것보다는 식단 루틴에서 미리미리 배고픈 상황을 차단하는 것이 효과적입니다. 예를 들어 퇴근 후 스트레스성 과식을 자주 하는 분이라면 퇴근 전에 달걀, 방울토마토, 두유 같은 단백질과 식이 섬유소를 간단히 섭취합니다. 자동차를 이용해 출퇴근하는 분이라면 퇴근길 운전하는 길에 먹어 주면 집에 도착해서는 허기짐에 과식하게 되는 걸 예방할 수 있습니다.

세 번째 비법은 배달 앱을 지우고 집에 있는 저장 식량을 없애는 것입니다.

늦은 밤 치킨을 먹고 싶은 충동이 들 때 보통 배달 앱을 켜서 주문하시죠? 치킨을 먹고 싶다고 해서 치킨을 사러 나가는 정성을 보이는 경우는 거의 없습니다. 우리는 음식 충동이

들 때 배달 앱으로 바로 원하는 음식을 주문 배송받을 수 있는 유혹이 가득한 세상에 살고 있습니다. 배달 음식, 야식, 이모셔널 이팅과 같은 충동적인 음식 섭취로 인해 살찐 분들. 본인이 살찌는 원인이 무엇 때문인지 명확히 아실 겁니다.

유혹에 넘어가지 않으려면 배달 앱을 과감히 지우세요. 그리고 집에 있는 라면, 과자, 냉동 피자 등 저장 식량이 있다면 싹 다 없애 버리세요. 아까워하지 말고 버리십시오. '이게 돈으로 하면 얼만데'라며 아까워하실 필요 없습니다. 나중에 당뇨, 고혈압, 뇌졸중, 암과 같은 질병으로 아프면 그 돈의 수백 배에 달하는 비용을 지불해야 합니다. 저도 매우 검소한 사람이고 음식 버리는 걸 죄스럽게 생각하는 사람이지만 이렇게 아낌없이 버려야 나중에 버린 돈이 아까워서라도 다시 구입하지 않습니다.

주로 부정적인 감정으로 발생하는 충동적인 음식 섭취, 이모셔널 이팅만 잡아도 성공적인 다이어트에 가까워질 뿐 아니라 체중 감량 후 다시 발생하는 요요 현상도 막을 수 있습니다.

물론 긍정적인 감정으로 발생하는 충동적인 음식 섭취도 막아야 합니다. 기쁜 일, 축하할 일이 있을 때 계획된 식단과 어긋나는 과식의 기회는 주로 타인과 함께 발생합니다. 명절, 생일 파티, 축하 자리 같은 곳에서 과식, 폭식하지 않으려면 약속에 가기 전 먼저 단백질과 식이 섬유소 같은 저칼로리 음식으로 배를 채우고 갑니다. 허기진 상태에서 음식을 마주하면 본인도 모르게 과식하게 될 위험이 있으니까요. 메뉴 선택권이 나에게 있다면 좋겠지만 그렇지 않다면 준비된 음식 안에서 최대한 건강한 음식, 야채와 순수한 단백질 위주로 먹으려고 노력합니다. 그리고 '100번 씹기'를 통해 먹는 양을 최소화합니다.

다이어트할 때 방해하는 사람들이 꼭 주변에 한 명씩은 있습니다. "왜 이렇게 안 먹어? 무슨 다이어트야. 그냥 먹어!" 나를 생각해 주는 척하며 나의 건강한 앞날에 재를 뿌리는 사람들 말입니다. 심지어 어떤 사람들은 술을 강권하기도 하고 억지로 입에 떡이나 빵 같은 음식을 밀어 넣는 사람도 있습니다. '100번 씹기'를 하면 빌런들이 왜 이렇게 못 먹냐며 훈수를 둘 때 씹고 있는 입을 가리키며 '아직 입안에 음식 있다'는 걸 어필합니다.

저는 개인적으로 친구, 가족 간의 만남에도 간단히 차만 마시고 헤어지는 걸 선호합니다. 과거 음식이 부족했던 시절에는 명절, 생일, 입학식, 졸업식 같은 특별한 날 평소에 잘 먹지 못하는 음식을 먹는 게 의미가 있었지만 요즘처럼 먹을 것이 넘치고 과잉 영양으로 인한 질병이 문제 되는 시대에는 변화가 필요합니다.

긍정적인 감정이건 부정적인 감정이건 음식과 감정을 분리하는 게 필요합니다. 이모셔널 이팅에서 자유로워지세요. 나의 감정, 나의 몸과 마음은 내가 주인입니다. 내가 충분히 통제하고 조절할 수 있다는 믿음을 가지고 실천하세요.

루틴은 중요하다. 하지만 완벽한 루틴에 대한 강박은 버려라

앞서 이모셔널 이팅과 같은 충동적인 음식 섭취를 막기 위해서는 본인만의 루틴을 설정해 놓는 것이 중요하다고 말했습니다. 계획된 시간에 정해진 종류와 양의 음식을 먹는 식단은 내 삶의 수많은 루틴 중 하나입니다. 루틴을 잘 짜 놓고 실천하면 규칙적인 생활이 가능합니다. 그리고 충동적인 음식 섭취가 줄어듭니다. 물론 처음 루틴을 짜고 실천할 때는 어려움을 느낄 수 있습니다. 하지만 인간은 적응의 동물입니다. 하루하루가 쌓여 일주일이 되고 일주일이 쌓여 한 달이 되고 1

년이 됩니다. 처음에는 불편하고 익숙하지 않았던 것들도 일정 기간 이상 반복하면 내 몸에 자연스럽게 스며들고 체득되어 나의 루틴으로 단단하게 자리 잡습니다.

아침에 눈 뜨면 누워서 바로 스트레칭 시작하기, 일어나 미온수 한 잔 마시기, 아침 명상, 디카페인 커피에 무가당 두유 두 개를 넣어 만든 소이 라떼 등 저 역시 하루의 시작부터 매일 같은 루틴을 반복합니다. 처음에는 의식과 의지를 가지고 행해야 했던 일들이 이제는 너무나 자연스럽고 오히려 루틴대로 진행되지 않으면 몸과 마음이 불편합니다. 특히 저처럼 타고난 불안도가 높은 사람의 경우에는 루틴이 있을 때 심적인 안정도 따라옵니다. 불안은 '예측 불가능'한 상황에서 가중되기 때문입니다.

그런데 루틴을 따르는 삶을 사는 데 있어 무엇보다 주의할 점이 있습니다. '오늘 루틴을 지키지 못했어도 내일의 루틴을 지키면 된다!' 입니다. "월요일 점심에 약속이 있었는데 칼국수를 먹었어요. 이날은 망했다고 생각해서 아이스크림에 과자까지 먹었어요." "화요일에 참지 못하고 저녁에 라면을 먹었어요. 그래서 어차피 이번 주는 망했다고 생각하고 막 먹었어요. 다음 주부터 다시 시작할게요." 일주일에 한 번씩 환자

분들을 만나면 이런 경우가 꽤 많습니다. 심지어 '이번 달은 망했으니 다음 달부터', 더 심하면 '이번 다이어트는 망했다'까지 확장되는 경우도 있습니다.

'오늘 루틴을 지키지 못했어도 괜찮다, 내일 지키면 된다'라고 해서 루틴을 지키는 게 중요하지 않다는 건 절대 아닙니다. '루틴'의 핵심은 '반복'입니다. 어제도, 오늘도, 내일도, 그 다음 날도 동일하게 반복하는 겁니다. 그렇지만 오늘 반복하지 못했다고 너무 좌절하거나 포기해서는 안 됩니다. 우리에게는 루틴을 반복할 수 있는 기회, 인생의 많은 날들이 남아 있습니다.

계획된 루틴과 달리 오늘 점심으로 과식하고 먹지 않아야 할 음식을 먹었다면 저녁을 줄이면 됩니다. 기존 루틴과 달리 오늘 저녁 회식이 있다면 점심을 평소보다 간단하게 먹으면 됩니다. 긴 시간 꾸준하게 지속하기 위해서는 루틴에도 '융통성'이 필요합니다. 포기만 하지 않으면 됩니다. 처음에는 어려운 것 같아도 시간이 지나면 본인만의 건강 루틴이 여러분의 몸과 마음, 세포 사이사이에 스며들어 물 흐르듯 자연스러워질 겁니다.

뭔가를 먹어서 살을 빼겠다는 희망은 이제 그만

요즘 TV, 유튜브, 홈 쇼핑, SNS에는 건강과 살 빼는 데 좋다는 음식, 건강 기능 식품, 각종 다이어트 보조제에 대한 정보가 흘러넘칩니다. 유산균도 다이어트 유산균, 효소도 다이어트 효과가 있다고 하고 ABC니 CCA니 주스 종류는 어찌나 많은지 식초도 '애플 사이다 비니거'라고 해서 이름도 거창하게 살이 빠지는 식초라고 하고 저탄고지 다이어트의 일환으로 MCT 오일을 넣은 방탄 커피도 있었고 해독 수프, 마녀 수프라고 해서 이름만 다른 토마토 수프가 유행하기도 했습니다.

이 책을 읽고 계신 여러분 중에도 저에게 "짜잔! 이것이 바로 염증은 낮추고 면역력은 높이면서 살은 빠지게 만드는 비법 음식입니다!"라는 말을 기대한 분도 분명히 계실 겁니다. 제가 가정의학과 의사이자 영양사이기도 하니 방송에서도 저에게 '먹으면 살이 빠지는 신박한 음식'을 추천해 주길 원합니다.

하지만 전문가로서 확실히 말씀드릴 수 있습니다. 먹어서 살이 빠지는 음식은 세상에 존재하지 않습니다. '연예인 A 씨가 이거 먹고 살을 뺐다더라' 혹하시죠? 그걸 먹어서 살이 빠진 것이 아니라 그걸 먹는 대신에 다른 것을 안 먹어서 살이 빠진 겁니다.

'마녀 수프'를 먹어서 살을 쫙 뺐다는 유명인 A 씨는 밥을 먹지 않고 식사 대용으로 마녀 수프만 먹었기 때문에 살이 빠진 겁니다. 기존에 먹던 걸 그대로 먹으면서 거기에 마녀 수프를 추가해서 먹으면 당연히 살이 빠지지 않습니다. 마녀 수프는 토마토 수프, 토마토 스튜일 뿐입니다. 칼로리가 높은 음식은 아니지만 칼로리를 가지고 있습니다. 상대적으로 저칼로리인 마녀 수프로 허기를 채우고 대신 기존에 먹던 고칼로리 음식을 먹지 않아야 전체 섭취 칼로리가 줄면서 살이 빠집니다. 따라서 마녀 수프를 먹으며 기존에 먹던 패턴에서 딱 마녀 수프 칼로리만큼만 줄이면 체중에는 변화가 없고 심지어 기존에 먹던 걸 그대로 먹으면서 마녀 수프를 추가해서 먹으면 오히려 그만큼 살찌게 됩니다.

'방탄 커피'도 마찬가지입니다. 저탄고지, 키토 식단이 연예인 B 씨가 중년의 나이에도 날씬한 몸매를 유지하고 있는 비법이라고 소개된 후 MCT 오일, 버터를 넣은 방탄 커피가 대유행했습니다. 하지만 방탄 커피의 다이어트 원리도 앞서 설명한 마녀 수프와 크게 다르지 않습니다. 연예인 B 씨는 아침에 방탄 커피를 마시면 하루 종일 포만감이 유지되고 크게 배가 고프지 않다고 했습니다. 방탄 커피를 마시는 대신 다른 음식의 섭취를 줄여서 살이 빠진 것이지 먹을 걸 다 먹으면서 방탄 커피를 마신다고 살이 빠지는 건 절대 아닙니다. 연예인 B 씨는 방탄 키피 외에도 키토 식난을 통해 평소 탄수화물 섭취를 거의 하지 않으며 복싱, 근력 운동, 요가 등 고강도 운동을 꾸준히 하는 운동 마니아입니다. 그녀의 몸매 관리 비법은 '방탄 커피'가 아니라 '적게 먹고 많이 운동하기'라고 하는 것이 정확한 표현입니다.

다이어트에 좋다고 각종 야채 과일을 주스, 즙 형태로 섭취하는 건 더욱 이해되지 않습니다. 소화가 잘 안되고 치아가 좋지 않아 음식 섭취에 어려움을 겪고 있으며 저체중, 영양 부족 등을 이유로 즙이나 주스 형태로 섭취해야 하는 노년층을 제외하고는 온전한 식품을 갈아서 마시면 좋은 이유가 뭐가 있나요? 특히 다이어트 목적으로 말입니다. 당근 한 개로 즙을 내도 물을 타지 않으면 양이 반 컵도 되지 않습니다. 마신다고 해서 포만감이 있기는커녕 간에 기별도 가지 않습니다. 반면에 당근을 꼭꼭 씹어 먹으면 배가 꽤 부릅니다.

사실 다이어트 목적이 아니라도 치아와 소화 기관의 작동이 정상적인 일반인이 식품을 즙, 주스의 형태로 섭취해서 얻을 수 있는 이득이 없습니다. 주스와 즙의 형태로 먹으면 야채 과일을 더 많이 먹을 수 있다고요? 그럼 제가 묻겠습니다. 왜 많이 먹어야 하지요? 야채 과일을 많이 먹으면 좋다는 건 여타의 식품에 비해 야채 과일이 상대적으로 낮은 칼로리에 비타민, 미네랄을 비롯한 항산화 효과를 가진 각종 파이토케미컬phytochemical 섭취가 가능하고 식이 섬유소가 풍부해서 장 건강에도 좋고 포만감을 줘서 불필요한 음식 섭취를 줄여 주기 때문입니다. 그런데 즙, 주스의 형태로 섭취하면 식이 섬유소도 파괴되고 생으로 먹는 것보다 훨씬 포만감도 적습니다. 따라서 치아와 소화기계에 별다른 문제가 없는 일반인이라면 굳이 식이 섬유소를 파괴하고 포만감도 적은 음료 형태로 야채 과일을 섭취할 이유가 없습니다.

야채 과일을 섭취하는 데 가장 좋은 형태는 샐러드로 먹는 겁니다. 샐러드라고 해서 거창하게 생각할 거 없습니다. 소스나 쌈장 등은 당, 나트륨 섭취의 문제가 있으니 굳이 준비할 필요가 없고, 없으면 더 좋습니다. 그냥 주스, 즙으로 갈려고 했던 야채 과일을 그대로 접시에 담으면 그게 샐러드입니다. 토마토, 양배추, 사과, 당근 등을 그대로 놓으면 그게 샐러드입니다.

우리나라 사람들은 생야채를 섭취하는 것에 익숙하지 않은 분들이 많습니다. 야채를 샐러드 형태보다는 김치, 나물, 국이나 찌개에 넣어서 먹는 것에 훨씬 익숙하기 때문입니다. 시금치를 나물이나 된장국으로 먹는 건 익숙해도 시금치를 데치지 않고 샐러드 형태로 먹는 건 생소한 분들이 많을 겁니다. 한식에서 생야채를 먹는 경우는 주로 쌈을 싸 먹을 때인데 이때도 쌈 야채를 함께 먹음으로써 야채가 주는 포만감을 통해 밥이나 고기, 쌈장 섭취량이 줄어든다면 좋겠지만 어떤 분들은 쌈을 싸 먹지 않을 때보다 오히려 더 많이 먹는다는 분들이 계십니다. 야채와 밥이 고기의 느끼함과 된장, 쌈장의 짠맛을 희석해서 본인도 모르게 나트륨과 탄수화물 칼로리를 평소보다 과하게 섭취하는 겁니다.

너무 바빠서 아침에 샐러드를 포함한 식사는커녕 야채 과일을 씹어 먹을 시간이 없어서 주스, 즙의 형태로 섭취한다는 분도 계실 겁니다. 사실 믹서기, 착즙기에 넣기 전 야채 과일을 씻고 껍질을 벗기는 과정이면 이미 생으로 섭취하기 위한 과정이 다 끝난 겁니다. 입에 넣고 씹기만 하면 됩니다. 아침에 출근 준비하며 씹어 먹을 시간조차 없는 분이라면 회사에

싸 가면 됩니다. 도시락이라고 거창하게 생각하지 마세요. 믹서기를 가는 과정 대신에 통 혹은 위생 비닐에 쓱 담아 가면 됩니다. 일하며 간식으로, 점심시간 식사에 추가해서 먹으면 됩니다.

특히나 중장년층 여성 비만 환자분들이 이런 즙이나 주스를 선호하시는데 즙, 주스 외에도 진액, 효소 이런 것들을 참 좋아하십니다. 여러 번, 오랜 시간 속고 실패하고 실망하셨으면서도 여전히 무언가를 먹으면 건강해지고 살도 빠진다는 믿음과 희망을 버리지 못하고 계신 분들이 많습니다. 효소를 먹어서 어떻게 살이 빠지나요? 공구와 홈 쇼핑에서 불티나게 팔리는 효소를 보면 그냥 '소화 효소'입니다. '소화'라는 것은 음식물을 위장관에서 '흡수' 시킬 수 있는 형태로 만드는 겁니다. 음식물의 소화 흡수가 잘 된다는 건 그만큼 우리 몸속으로 영양소와 칼로리가 많이 흡수된다는 것이고 결국 살찌게 됩니다.

평소 소화에 어려움이 있어 소화 불량 증상으로 불편을 겪고 먹는 양이 줄어 저체중, 근감소증, 영양 부족이 문제 되는 분들에 있어서는 이런 효소가 도움이 될 수 있습니다. 하지만 살을 빼기 위해 효소를 먹는다는 건 말이 되지 않습니다. 오히려 반대입니다. 효소가 인기가 많으니 거기에 체중 감량 효과를 보인 유산균 등을 소량 첨가해서 다이어트 효과가 있다고 광고하는 제품들에 속지 마십시오. 저도 방송 활동을 하지만 이런 제품이 협찬인 경우에는 도저히 말이 되지 않아 출연을 거절했습니다.

먹어서 살이 빠진다는 것들을 찾는 이유는 본인 자신도 알고 계실 겁니다. '쉽고 편하게' 살을 빼고 건강해지고 싶은 마음 때문입니다. 먹고 싶은 것을 참고 운동하는 대신에 뭔가 추가로 먹기만 하는 쉽고 편한 방식으로 살을 빼고 싶다는 헛된 희망 때문입니다. Easy come, easy go, 쉽게 얻은 것은 쉽게 잃게 됩니다. 반대로 시간과 노력, 정성을 들이면 그에 상응하는 보상이 옵니다. 우리 몸은 참으로 정직합니다. 대사 상태 등에 따라 정도의 차이는 있지만 누구나 먹으면 찝니다. 식욕 억제제 약물을 써도 약물 효과를 이겨 내고 먹으면 살이 찝니다. 더 이상 뭔가를 먹어서 살을 빼겠다는 생각은 버리세요.

면역 다이어트

제대로 된 식사, 밥을 챙겨 먹어야 한다는 강박에서 벗어나라

앞서 중장년층 여성분들 중 즙이나 주스, 진액이나 효소 같은 것들을 선호하고 잘못된 믿음을 갖고 있는 경우가 많다고 말했는데, 또 하나가 있습니다. '밥과 반찬으로 이루어진 한식이 제대로 된 한 끼 식사이고 나머지는 밥을 먹은 것이 아니다'라는 생각을 가진 분들이 중장년층 여성분들 중에 많고 그로 인해 살찐 분들이 꽤 있습니다. 삼시 세끼를 꼭 챙겨 먹어야 한다고 믿는 중장년층 남성분들도 마찬가지입니다.

심지어 저희 엄마조차 영양사이자 가정의학과 의사로서 수많은 영양 관련 강의, 방송 활동을 하는 저에게 "밥 먹었니?"라고 물으시고 제가 샐러드나 샌드위치를 먹었다고 하면 "아이고, 밥을 챙겨 먹어야지!" 하십니다. 샐러드도 달걀, 닭 가슴살, 연어 같은 단백질, 그래놀라, 고구마 같은 탄수화물, 견과류, 올리브 오일 등의 지방산, 각종 야채 속 비타민, 미네랄, 식이 섬유소, 즉 5대 영양소를 골고루 섭취할 수 있는 완벽한 한 끼 식사입니다. 샌드위치도 밀가루 빵 안에 베이컨, 햄과 같은 가공육을 넣은 샌드위치 대신 통밀빵 안에 닭가슴살, 달걀, 토마토와 같은 야채로 채운 건강한 제품도 많습니다. 소스는 빼고 위트 빵으로 주문한 써브웨이 샌드위치도 실제로 제가 즐겨 먹는 한 끼 식사입니다. 밥이 아니어도 한 끼 식사로 충분한 칼로리와 영양소를 가지고 있습니다.

한 끼 식사라는 개념 안에 밥과 반찬으로 구성된 한식만이 자리 잡은 분들의 경우 나머지 음식은 간식 정도로 치부해 버릴 위험이 큽니다. 하루에 한 끼만 먹는데 이상하게 살이 찐다는 환자분에게 "식단 사진을 찍어 오세요." 하면 하루에 한 장, 식탁 위에 밥과 국, 반찬들이 놓인 사진을 찍어 오십니다. 밥도 현미밥으로 반 공기밖에 되지 않습니다. 아무래도 이상해서 "입에 들어가는 모든 것을 찍어 오세요." 하면 고구마, 떡, 각종 과일에 부침개, 곶감, 마른오징어, 황태까지 섭취 칼로리가 삼시 세끼를 먹는 사람보다 훨씬 많습니다. 이렇게 드시면서 왜 하루 한 끼 드신다고 하셨냐 물으면 하루 한 끼 먹는 것이 맞다고 합니다. 고구마, 떡, 과일 같은 것들은 간식이며 주전부리고 진짜 조금 먹었다고 합니다. 하지만 가랑비에 옷 젖는지 모른다고 이렇게 먹은 것들이 쌓여 잉여 칼로리가 되어 우리 몸을 살찌웁니다.

이런 분들에게 평소 드시던 한식 일반식 한 끼에 나머지는 달걀이나 두유, 두부 같은 단백질에 토마토, 오이 같은 식이

면역 다이어트

섬유소로 끼니를 대체하라 하면 '선생님이 굶는 다이어트는 안 된다고 하지 않았냐' 하십니다.

굶는 것이 아닙니다. 내게 필요한 만큼 적당량의 칼로리와 영양소가 포함된 식사를 하는 것입니다. 육체 노동량이 많던 농경 사회도 아니고 밥과 국, 반찬으로 구성된 삼시 세끼가 필요한 정도의 신체 활동량을 가지고 있는 현대인은 소수에 불과합니다. 비만과 당뇨를 비롯한 현대인들의 각종 질병 유발 원인이 필요한 것보다 많이 먹는 것에서 기인합니다.

'한식 = 제대로 된 한 끼 식사' 개념을 가지고 계신 분은 탄수화물의 섭취 비율도 높습니다. 한식은 장점도 많지만 탄수화물과 나트륨 섭취량이 많다는 단점도 가지고 있습니다. 한국인 중에서도 우리나라 50세 이상 중장년층에서 탄수화물 섭취 비율이 매우 높은데 우리나라 65~74세 남성의 경우 에너지 섭취 비율이 탄수화물 69.5퍼센트, 단백질 13.5퍼센트, 지방 17퍼센트로 조사됐고 75세 이상 여성의 경우에는 탄수화물 77.1퍼센트, 단백질 11.5퍼센트, 지방 13퍼센트로 나타났습니다(2013~2017년 국민영양조사). 당연히 과도한 탄수화물 섭취는 혈당 상승과 비만, 단백질 섭취 부족으로 인한 근감소증 발생 위험 증가 문제로 이어집니다.

굳이 밥과 국, 반찬으로 구성된 한식을 챙겨 먹어야 한다는 강박에서 벗어나면 식사 준비도 훨씬 간편합니다. 바쁜 일상에서 다이어트하면서 준비하는 데 긴 시간과 노력이 필요한 식단은 다이어트 실패의 요인 중 하나로 작용합니다. 준비가 쉽고 간편해야만 식단을 꾸준히 지속할 수 있습니다. 선공의 시절 주당 100시간을 넘게 일하면서 3년 넘는 시간 동안남편 도시락을 싸고 식단을 지킬 수 있었던 건 재료를 손질하고 음식을 조리하는 시간과 노력을 최소화했기 때문에 가능한 일이었습니다.

단백질로 삶은 달걀이 필요하다면 처음에는 달걀 삶는 기계의 도움을 받았고 이제는 아예 구운란, 반숙란이라고 해서익혀서 판매하는 달걀을 구입해 먹습니다. 우리나라의 배송시스템은 정말 대단해서 오늘 주문하면 다음 날 새벽에 삶은달걀이 도착합니다. 가격도 생달걀과 큰 차이가 없습니다.

닭가슴살도 전자레인지에 돌리기만 하면 되는 제품들이넘쳐 나고 심지어 조리하기에 번거롭고 냄새나는 생선도 한끼 먹기 딱 좋은 양으로 전자레인지만 돌리면 되는 제품들이나와 있습니다. 야채도 마찬가지입니다. 저와 남편은 방울토마토를 7년 넘게 거의 매일 먹고 있습니다. 토마토는 라이코

펜lycopene부터 항산화, 항염, 항암 효과를 갖는 각종 영양 성분이 풍부한 식품이기도 하지만 무엇보다 손질이 간편합니다. 일주일 치를 한꺼번에 씻어서 냉장고에 넣어 놓아도 잘 무르지 않습니다. 가지고 다니면서 먹기도 편합니다. 정 바쁠 때는 위생 비닐에 방울토마토와 달걀만 얼른 담아서 가져가도 됩니다.

샐러드도 어렵지 않습니다. 양상추만 일주일에 1~2회 정도 미리 세척, 야채 탈수기로 물기를 제거해서 냉장 보관을 해 놓으면 필요할 때 준비된 양상추, 방울토마토, 달걀을 그릇에 담고 발사믹 식초와 오일을 쓱쓱 둘러 주면 끝입니다. 양배추는 양상추보다 보관 기간이 더 길어서 일주일에 한 번 준비하면 충분합니다. 씻어서 대충 먹기 편한 크기로 잘라 보관해 놓았다가 역시 샐러드 만들 때 꺼내 쓰면 샐러드 3분 완성입니다. 심지어 너무 여유가 없을 때는 가격이 조금 나가긴 하지만 그대로 먹기만 하면 되는 샐러드 완제품도 시중에서 손쉽게 구할 수 있습니다. 판매하는 제품은 소스에 설탕 등이 들어있을 수 있으니 소스를 빼고 먹거나 반만 넣어서 먹습니다. 시간적, 체력적인 여유가 되는 분들은 두유 같은 것도 집에서 직접 만들어 드셔도 좋지만 다이어트 중인 분이라면 그 시간과 체력을 비축했다가 운동하는 데 쓰시는 게 좋습니다.

　온전한 식사는 밥과 국, 찌개, 반찬으로 구성된 것이 아닙니다. 나에게 필요한 것보다 넘치지 않는 칼로리와 탄수화물, 단백질, 지방, 비타민과 미네랄 5대 영양소가 균형 있게 구성된 게 온전한 식사입니다. 식사에 대한 개념을 올바르게 정립하는 것이 건강한 다이어트 식단의 시작입니다.

면역력을 높여 주는
마음 관리

나만의 스트레스 해소법을 최소 세 개는 구비하자

흔히 스트레스는 만병의 근원이라고 합니다. 비만도 스트레스에 엄청난 영향을 받는 질병임을 앞서 자세히 설명했습니다. 스트레스로 인해 이모셔널 이팅을 반복하면 스트레스 호르몬에 의해 살찌고 면역력은 떨어집니다. 또한 지속적인 스트레스로 인해 자율 신경계가 고장 나 버리면 만성적인 피로와 무기력에 빠지기 쉽고, 이로 인해 많이 움직이지 않고 먹고 눕는 생활만 하면 비만의 악순환에서 벗어나기가 점점 어려워집니다.

'나는 스트레스를 먹는 거로 푼다'라는 사람 중에 스트레스가 효과적으로 해소, 관리되고 있는 사람이 얼마나 존재할까요? 정말 아이러니하게도 저를 찾아오시는 환자분들의 대다수가 '나는 스트레스를 먹는 거로 푼다' 말씀하시고 스트레스 해소를 위해 많이 먹었음에도 스트레스 없이 잘 관리된 상태인 분은 거의 없습니다. 오히려 우울증, 공황 장애 등이 동반되어 있거나 극심한 스트레스로 몸과 마음의 건강이 무너져 있는 분들이 대다수입니다.

먹고 싶은 대로 먹지 못하고 불행해질 바에는 행복한 돼지가 되겠다는 사람도 있지만 행복한 돼지란 정말 존재할까요? '행복한 돼지'가 되는 건 '건강한 돼지'만큼이나 어려운 일입니다. 당뇨, 고혈압, 심근 경색, 뇌졸중과 같은 각종 대사 질환과 그로 인한 합병증, 인슐린 저항성, 지방 과다로 인한 염증과 세포 손상, 치매와 암까지 길게 생각하지 않더라도 살이 찌면 체중과 뱃살로 인해 몸이 무겁고 숨이 차서 내 몸 하나 움직이기가 어렵고 무릎을 비롯한 여기저기에 통증이 발생합니다. 이렇듯 '건강'과 '돼지'는 공존하기 어렵고 '행복'과 '건강'은 떼려야 뗄 수 없는 관계이기 때문에 진정으로 '행복한 돼지'는 존재하기 어렵습니다.

'나는 스트레스를 먹는 거로 푼다'라는 말을 제대로 풀어 말하자면 '나는 스트레스를 받을 때 건강하지 않은 음식을 과식한다. 먹는 순간이나 먹고 나서 배부른 상태로 자면 그 순간에는 스트레스라는 부정적인 감정을 일시적으로 회피할 수 있지만 궁극적으로 스트레스가 해소되지는 않는다. 먹고 나서 후회와 자책을 하는 경우도 있고 살찐 몸을 보면 더욱 스트레스를 받는다'라는 뜻일 겁니다.

살면서 스트레스를 아예 받지 않을 수는 없습니다. 직장과 가정생활, 다양한 인간관계 문제, 경제적인 문제, 학업과 업무 문제 등 여기저기서 스트레스를 받을 일들이 발생합니다. 이런 스트레스를 잘 다루지 못해 건강하지 않은 음식을 먹고 심지어 술까지 마시면 몸과 마음의 스트레스는 해소되지 못하고 더욱 쌓이게 됩니다. 이렇게 쌓인 스트레스는 우리 몸을 살찌고 병들게 만듭니다. 따라서 우리는 나만의 건강한 스트레스 해소법을 최소 세 개 이상 갖추고 스트레스에 대비해야 합니다.

여러분은 본인만의 스트레스 해소법이 있으신가요? 제한

시간을 1분 드릴 테니 떠오르는 것들을 열거해 보세요.

자, 1분이 지났습니다. 몇 가지가 떠오르셨나요? 저는 산책, 수영, 스트레칭, 요가, 라디오 듣기, 음악 감상, 독서, 명상, 아로마 오일 같은 각종 향기 아이템, 반신욕, 반려견 뽀기가 떠올랐습니다.

스트레스 해소법은 동적인 활동과 정적인 활동, 매일 루틴으로 할 수 있는 것과 특별한 시간과 장소에서 할 수 있는 것, 지금 당장 할 수 있는 일과 중장기적으로 준비해서 할 수 있는 일 등 다양하게 준비해 놓아야 여러 스트레스 상황에 효과적으로 대처할 수 있고 단기적 혹은 중장기적으로 스트레스를 잘 관리할 수 있습니다. 예를 들어 저의 스트레스 해소법을 보면 산책과 수영, 요가처럼 몸을 움직이는 동적인 활동과 명상과 라디오 듣기, 음악 감상, 독서와 같은 정적인 활동이 균형을 이루고 있습니다. 물론 이들을 섞어서 함께 할 수도 있습니다. 라디오 들으면서 산책하기, 좋아하는 음악과 아로마 향으로 공간을 채우고 요가하기 같은 방법으로 말입니다.

매일 루틴으로 할 수 있고 지금 당장 스트레스 상황에 직면했을 때 이용할 수 있는 단기적인 스트레스 해소법과 특별한 시간과 장소, 준비 기간이 필요해서 지금 당장은 할 수 없지만 중장기적인 스트레스 관리에 도움이 되는 간헐적인 스트레스 해소법을 모두 갖춰 놓으면 좋습니다. 저는 매일 아침 일어나 짧게라도 명상을 하고 스트레칭과 물구나무서기 같은 요가 동작을 합니다. 출근 전 마음을 가라앉히고 하루 동안 나에게 쏟아질 스트레스 상황을 대비하기 위한 저만의 의식입니다. 매일 정해진 시간에 라디오를 듣고 산책하는 것도 저의 일상 루틴이 된 스트레스 관리법입니다. 아로마 오일 향을 진료실에 피워둘 뿐 아니라 중간중간 손에 오일을 떨어뜨리고 비벼서 깊게 향을 들이마시고 목과 어깨에 바르며 마사지하듯 문지르는 것도 습관처럼 행합니다. 갑자기 스트레스가 확 몰려오는 상황이면 바로 아로마 오일을 바르고 5분이라도 짧게 명상을 합니다.

이와 달리 등산이나 캠핑, 여행 같은 스트레스 해소법은 당장, 매일 하는 건 불가능하지만 주말 등산이나 캠핑 계획을 잡아 놓으면 그것을 기대하며 한 주간 일어나는 스트레스 상황을 견디는 데 도움이 됩니다. 여행도 마찬가지입니다. 매일 발생하는 단기적인 스트레스는 일상의 루틴이 된 관리법으로 다스리고 몇 달 후에 떠날 여행의 비행기와 숙소를 예약하며 중장기적으로 인생의 스트레스를 해소할 수 있는 간헐적인 이벤트를 준비해 놓습니다.

이렇듯 스트레스 상황에 당장 대응할 수 있는 대처법, 매일 루틴으로 실천하는 스트레스 관리법, 간헐적으로 할 수 있는 중장기적인 스트레스 해소법 정도로 최소 세 가지 이상은 나만의 스트레스 조절법을 만들어 놓는 것이 필요합니다.

저 역시 병원 진료, 운영, 책까지 쓰려니 스트레스가 만만치 않았습니다. 글을 쓰고, 머리를 쓰고, 컴퓨터 작업을 하는 많은 사람들이 '당 떨어진다'라는 핑계로 단것을 찾아 먹습니다. 카페인을 과다 섭취하고 흡연을 하는 경우도 있습니다. 하지만 본인만의 대처법이 마련된 사람은 건강에 해로운 방법 대신 본인만의 루틴을 행하면 됩니다. 저 역시 책을 쓰는 지금 이 순간에도 몸과 마음의 스트레스가 올라오는 것이 느껴질 때면 바로 좋아하는 아로마 향을 맡고 스트레칭하고 물구나무서기를 합니다. 그래도 괜찮아지지 않으면 산책을 하며 걷습니다.

염증과 면역 저하, 비만과 각종 질병의 원인이 되는 스트레스를 잘 다루기 위한 나만의 스트레스 대처법을 찾고 공고히 다지는 작업을 오늘 바로 시작해 보시기 바랍니다.

나 자신을 최고로 아끼고 사랑하기

이제는 20년도 넘게 세월이 흐른 서울대학교 입학 면접에서 교수님 한 분이 제게 던진 질문입니다. "본인이 생각하기에 가장 중요하고 가치 있는 사랑은 무엇인가요?" 제 이름이 김사랑이기 때문에 받은 질문이겠지요. 저는 '세상에는 부모, 자식, 형제자매와 같은 가족에 대한 사랑, 연인과 친구에 대한 사랑, 심지어 나와 관련 없는 타인에 관한 관심과 애정까지 다양한 대상을 향한 사랑이 존재하지만 내 생각에 가장 중요한 건 나 자신을 사랑하는 것이다'라고 대답했습니다. 그리고 이에 대한 제 생각은 지금도 변함없습니다.

나 자신을 아끼고 사랑하는 것은 '높은 자존감'과도 연관됩니다. '나 잘났다'가 아닙니다. 지금 자신에 충분히 만족하며 산다는 것입니다. SNS를 보며 남들과 처지를 비교하거나 남들에게 보이기 위해 비싼 옷, 좋은 차를 사는 게 전혀 필요 없습니다. 그저 '나'라는 사람의 존재만으로도 온전하고 소중하며 충만하다고 생각합니다(결코 나르시시스트가 아닙니다).

저는 아침마다 나태주 시인의 시를 가사로 하여 가수 정밀아가 부른 〈꽃〉이라는 노래를 들으며 명상과 요가를 합니다.

'예뻐서가 아니다. 잘나서가 아니다. 많은 것을 가져서도 아니다. 다만 너이기 때문에 … (중략) … 소중한 것이고 아름다운 것이고 사랑스런 것이고 가득한 것이다…' 다이어트 병원 원장이 '지금의 너 그대로 아름답고 사랑스럽다'라고 한다면 이상하지 않냐고요? 지금 모습 그대로 아름답고 사랑스러우면 왜 살을 빼고 달라져야 하냐고요? 아닙니다. 나라는 존재는 너무나 소중하고 사랑받아 마땅한 존재이기 때문에 살을 빼고 건강해져야 합니다. 나 자신을 아끼고 사랑해야 하므로 좋은 음식을 먹고 건강한 생활을 해야 합니다. 여러분이 최고로 사랑하는 사람을 대하듯 나 자신을 대해야 합니다. 나에게 가장 소중한 사람이 소중한 대접을 받으며 살기를 바라는 것처럼 나 자신에게 마땅한 대접을 해야 합니다.

사랑하는 자녀가 있다면 맵고 짠 자극적인 배달 음식, 인공 감미료가 가득한 초가공식품, 음식이라기보다는 독에 가까운 음식과 알코올을 먹게 하나요? 너무 아끼고 사랑하니까 원산지와 성분을 꼼꼼하게 확인해서 몸에 좋지 않은 것은 피하고 건강에 좋은 것만 먹여서 키우고 싶은 마음 아닌가요? 사랑하는 부모님, 남편과 부인에 대한 마음도 마찬가지일 겁니다. 위험한 일, 해로운 일은 하지 않고 건강을 잘 챙겼으면 좋겠고 오래오래 건강하게 살아 주길 바라는 마음이겠지요. 이런 마음으로 나 자신을 대해야 합니다.

나라는 존재는 그 누구보다 소중하고 가치 있는 존재이기 때문에 그에 상응하게 아끼고 대접해야 합니다. 그러기 위해서는 먹는 것도 신선한 것, 건강에 좋은 것으로 먹고 내 몸을 방치하지 말아야 합니다. 규칙적으로 운동하고 몸과 마음을 관리해야 합니다. 내 몸에 염증과 활성 산소를 유발하는 것들은 멀리하고 면역력은 높이며 망가진 대사를 정상화하는 데 힘써야 합니다. 명품 가방을 사고 좋은 차를 타는 게 나를 아껴 주는 것이 아닙니다. 진정으로 나 자신을 아끼고 사랑하는 길은 나의 몸과 마음의 건강에 힘쓰는 일입니다.

내려놓기 연습

'내려놓기'에 대해 어떻게 설명하면 좋을까 머리를 이리 굴리고 저리 굴려도 쉽지가 않습니다. 때로는 한글보다 영어 단어로 제시했을 때 쉽게 설명되는 개념들도 있지만 'surrender: 항복, 굴복, 권리의 양도'나 비틀스 노래 제목과 같은 〈렛 잇 비Let It Be〉 정도로 표현되는 '내려놓기'는 영어로도 쉽사리 와

닿지 않습니다. '내려놓기'는 앞서 스트레스에 의한 보상 '이모셔널 이팅'을 막기 위한 첫 단계로 언급되었던 '알아차림'처럼 명상을 비롯한 영적인 수련에서 사용하는 개념입니다. 어렵지만 최대한 '내려놓기'에 대한 정의를 내려 보자면 '내가 어찌할 수 없는 일에 대한 근심 걱정과 집착, 통제하고자 하는 마음 버리기' 정도로 얘기할 수 있습니다.

'내려놓기'에 대해 잘못 이해해서 '될 대로 되라지, 포기하고 대충 살라는 건가?'라고 오해해서는 안 됩니다. '내려놓기'는 '현재'에 집중하는 삶입니다. 바꿀 수 없는 과거에 대한 후회와 분노, 미리 염려하고 걱정한다고 해서 달라지지 않는 미래에 대한 불안, 내 통제력을 벗어난 일에 대한 집착을 내려놓고 현재의 삶에 집중하는 것입니다. 그런데 면역 다이어트와 내려놓기가 대체 무슨 상관이 있는지 의아해하실 겁니다. 염증은 낮추고 면역력은 높이는 건강한 다이어트에 성공하기 위해서는 내려놓기 연습이 꼭 필요합니다.

불면증, 과도한 스트레스, 염증과 과도한 활성 산소 발생, 이로 인한 세포 손상과 면역 저하, 자율 신경계 불균형과 대사 이상, 이러한 일련의 결과들은 내려놓기의 실패가 원인으로 작용하는 경우가 허다합니다. 예를 들어 불면증이 심해서 대상 포진이 1년에 몇 번을 재발할 정도로 면역력이 저하된 70대 여성 환자분이 있습니다. 환자분의 최대 근심거리는 '본인이 미래에 아파서 자식들 고생시키는 일이 생길까 봐' 입니다. '죽는 것은 두렵지 않다. 그런데 남편이 오랫동안 아파서 내가 간병하며 너무 고생이 심했다. 내가 오랫동안 병석에 누워 지내면 자식들이 간병하며 고생할 일이 걱정이다. 그 걱정이 너무 심해서 자려고 누워도 잠이 안 온다'라고 합니다. "그런 걱정은 내려놓으세요. 환자분이 걱정한다고 해서 미래가 바뀌는 건 아니잖아요? 오히려 그런 쓸모없는 걱정으로 인해 잠을 잘 자지 못하고 그로 인한 불면증은 건강을 해치고 암 같은 무서운 질병의 발생률을 크게 높입니다." 제가 아무리 말씀드려도 결국 내려놓기에 실패하셨습니다.

수면은 비만과 깊은 관련이 있습니다. 비만이면 코골이, 수면 무호흡증으로 수면의 질이 좋지 않은 경우가 많고 역으로 잠을 충분히 못 자는 경우 살찌기 쉽습니다. 실제로 7시간 미만으로 자는 그룹이 7시간 이상으로 자는 그룹에 비해 체질량 지수BMI가 높게 나타났습니다. 수면 부족은 그렐린ghrelin 호르몬 수치를 높이고 렙틴 호르몬 수치와 인슐린 민감도를 떨어뜨림으로써 우리 몸이 쉽게 살찌게 됩니다. 또한 수면 부족은 나트륨 저류를 유발해 몸을 붓게 하고 각종 염증 관련 수치를 높이는 것으로 확인되었습니다.

즉, 성공적인 다이어트를 위해서는 충분한 시간 동안 양질의 잠을 자는 것이 참 중요합니다. 다이어트에 잠을 잘 자는 것이 중요하다는 사실과 함께 불면증 해소를 위해서는 몸의 일주기 리듬을 찾기 위해 규칙적인 생활을 하고, 햇볕을 쬐고, 비타민 D를 보충하고, 수면을 방해하는 카페인과 밤늦은 시간 영상물 시청은 피하고, 잠들기 편안한 적정 조명과 온도 맞추기를 포함한 수면 환경 개선이 필요하다는 건 이미 널리 알려진 사실입니다.

그런데 이런 것들을 교정하고 실천해도 내려놓기에 실패하면 불면증을 고치기 힘듭니다. 밤에 자려고 누웠는데 잠이 오지 않을 때 '내일 출근해야 하는데 잠이 안 오네. 큰일이다. 지난번 새벽 늦게 잠들었던 날 아침에 일어나서 출근하기 너무 힘들었는데. 출근해서도 하루 종일 피곤했고. 하필 내일 중요한 미팅이 있는데. 어서 자야겠다. 빨리 잠들어야 하는데' 하며 초조해하다가 더 잠들지 못하고 괴로웠던 경험 다들 한 번쯤은 있으실 겁니다. 이것 역시 내려놓기에 실패한 사례입니다. 과거의 사건을 반추하고 아직 일어나지 않은 미래의 일을 걱정하고 두려워하다가 현재의 입면에 실패하는 것입니다.

내려놓기의 실패는 불면증만 연관된 건 아닙니다. 과거에 있었던 일을 끊임없이 반추하며 부정적인 감정과 스트레스에서 벗어나지 못하는 것, 내가 통제할 수 없는 다가오지 않은 미래 일을 미리부터 걱정하며 불안해하는 것 모두 우리 몸을 살찌우는 스트레스와 염증을 뿜어내는 일입니다.

퇴근해서도 회사에서 있었던 일을 잊지 못해 곱씹고 스트레스성 폭식으로 이어지는 것도 내려놓기에 실패한 결과입니다. 공무원 시험을 준비하는 수험생 기간에 살이 폭발적으로 쪘다는 환자들도 많은데 물론 공부하느라 신체 활동이 줄어서이기도 하지만 예측할 수 없는 미래에 대한 불안으로 내려놓기, 마음 관리에 실패하며 살이 찐 경우입니다. 물론 수험생에게 미래에 대한 불안을 내려놓는 일이란 쉽지 않습니다. 그렇지만 내려놓기를 연습하다 보면 훨씬 나아질 수 있습니다. 이전보다는 과거의 일을 반추하고 미래에 대해 걱정하는 대신 현재에 집중하는 일이 수월해집니다. 그러면 내려놓기 연습은 어떻게 하는 걸까요?

내려놓기 연습은 앞서 나온 이모셔널 이팅을 차단하는 방법과 매우 유사합니다. 첫 단계는 동일하게 '알아차림'입니다.

'내가 또 생각한다고 해서 달라질 것 없는 과거의 사건과 미래에 벌어지지 않을 일에 대해 생각하고 있구나. 내려놓기가 필요한 시점이구나'라고 알아차리는 것이 먼저입니다. 그리고 호흡과 명상, 산책과 운동 등의 방법으로 반복되는 생각의 고리를 끊어 줍니다. 내가 반복해서 생각하고 고민한다고 해서 바꿀 수 없는 과거와 미래에 관한 생각은 접어 두고 현재 내가 할 수 있는 일을 당장 해 보는 겁니다.

모델 한혜진 씨가 운동을 열심히 하는 이유로 '세상에 어떤 것도 내 마음대로 되지 않는데 몸은 내 의지로 바꿀 수 있어서'라고 말했던 영상이 기억에 남습니다. 맞는 말입니다. 몸은 정직합니다. 내가 바꿀 수 없는 일에 사로잡혀 있지 마세요. 그런 것들은 이제 내려놓으십시오. 그리고 현재 내가 할 수 있는 일에 집중하세요. 내가 통제할 수 없는 일에 대한 미련을 버리세요. 그리고 나에게 100퍼센트 통제권이 있는 나의 식단, 나의 생활, 나 자신의 건강에 집중하세요. 내가 무엇을 얼마나 먹을지 말지, 내가 어떤 운동을 얼마나 할지는 현재 내가 정할 수 있고 미래의 나를 변화시킬 겁니다.

면역력을 높여 주는
맞춤 운동법

‘인생 운동’을 찾아라! 부정적인 운동 경험을 극복하고 긍정
적인 운동 경험을 쌓아라

"저는 운동을 싫어해요. 운동을 잘 못해요."라고 말하는
환자분들 중에는 ‘부정적인 운동 경험’을 가진 분들이 많습니
다. 특히 살을 빼기 위해서 본인에게 맞지 않는 운동을 무리
하게 했던 경험으로 인해 자신은 운동 자체를 싫어하는 사람
이라고 단정 짓고 사는 케이스도 흔합니다.

저는 환자 진료에서 '긍정적인 운동 경험'과 '부정적인 운동 경험'을 확인합니다. 긍정적인 운동 경험은 '어떤 운동을 했을 때 재미있었다. 어떤 운동을 통해 다이어트에 성공했었다' 하는 운동에 대한 기억입니다. 오랫동안 수영을 즐겼는데 출산 후 시간 여유가 없어서 그만두었다는 분도 있고 헬스장을 다녔는데 가기는 귀찮아도 막상 하고 나면 개운하고 좋았다는 분도 있습니다. 이런 긍정적인 운동 경험을 가진 분들의 경우 다이어트 초반부터 운동을 적극 이용해 볼 수 있습니다.

부정적인 운동 경험은 '어떤 운동을 했을 때 너무 힘들었다. 흥미를 전혀 느끼지 못했다. 그 운동으로 인해 다쳐서 몸이 아팠다' 하는 기억입니다. 살을 빼려고 PT를 받았었는데 힘들다 못해 괴로웠다는 분, 요가와 필라테스를 배웠었는데 딱히 재미도 없고 별다른 성과도 얻지 못했다는 분도 계십니다. 이런 부정적 운동 경험의 큰 부작용은 운동 전체를 부정적으로 인식하게 될 위험이 높다는 겁니다. 한번 심하게 데는 경험을 하면 생각만 해도 진저리가 나고 새로 시작할 엄두가 나지 않습니다. 한 번의 경험으로도 운동은 재미없고 힘든 것, 나란 사람은 운동과 맞지 않는 사람, 운동을 싫어하는 사람으로 결론을 내리는 겁니다.

하지만 세상에는 정말 많은 종류의 운동이 존재합니다. 그리고 한 가지 종류의 운동 안에서도 다양하게 강도를 조절하고 변형할 수 있습니다. 본인에게 맞는 운동을 찾아가는 과정이 쉽지 않을 수 있지만 시간이 걸리더라도 수많은 운동 중에 재미를 느낄 수 있는 운동 하나 정도는 찾게 될 것입니다. 설사 재밌는 운동을 단 하나도 못 찾는다 하더라도 '덜 싫은 운동' 정도는 찾을 수 있습니다.

현대 사회에서 인간에게 운동은 필수입니다. 과거와 달리 육체 노동량이 현저히 줄었고 심지어 직업상 육체노동을 하는 사람일지라도 과도하게 사용하는 특정 근육을 풀어 주기 위한 스트레칭이나 덜 사용하는 근육을 보완, 강화하기 위한 운동이 필요합니다. 장년층 이후 근감소증에 걸려 기본적인 걷기, 간단한 외출조차 어려워지지 않으려면 근력 운동은 필수입니다. 하지만 청년, 중년층은 '근육이 부족하면 나이 들어 낙상과 골절의 위험성이 증가한다. 그리고 외출이 힘들어 사회적 관계가 단절되고 독립적인 일상생활이 어려워 노년 우울증, 사망률이 증가한다' 같은 말을 들어도 운동에 대한 필요성을 그다지 급하게 느끼지 않을 수 있습니다.

하지만 나에게 맞는 운동을 찾고 익히는 일은 한 살이라도 젊었을 때 하는 것이 훨씬 수월합니다. 모든 취미는 익숙해질 때까지 시간과 노력이 필요합니다. 피아노를 배울 때도 간단한 음계 치는 연습을 반복하는 한참의 과정이 지나야 멋진 곡을 즐기며 연주하고 재미를 느낄 수 있듯이 운동도 마찬가지입니다. 수영을 배워도 물에 뜨고 기본적인 숨쉬기, 발차기를 연습하는 과정이 지나야 물속을 부드럽게 헤엄치는 환상적인 기분을 느낄 수 있습니다. 탁구, 테니스 같은 운동도 마찬가지입니다. 기본자세를 수없이 반복하고 연습한 후에 공이 왔다 갔다 랠리 하는 재미를 느낄 수 있습니다. 헬스, 달리기도 마찬가지입니다. 중량, 기록이 좋아지고 몸이 점점 좋아지는 것이 눈에 보이기 시작하면 재미를 붙이게 되는 경우가 많습니다. 그전에는 다들 힘들고 재미없는 건 마찬가지입니다. 현재 운동을 즐기고 있는 사람들도 그런 과정을 지나온 사람들입니다. 즐길 수 있을 만큼의 수준에 이르기 위해 힘들고 재미없는 과정을 인내하고 여러 번 시행착오를 겪으며 본인에게 맞는 운동을 찾는 여정을 거친 사람들입니다. 꾸준히 운동하는 사람들은 날 때부터 운동을 잘하고 좋아하는 인간 부류이고 나는 운동과 맞지 않는 사람이라고 쉽게 단정 지어서는 안 됩니다. 남은 인생의 질quality을 생각하면 운동은 쉽게 포기할 수 있는 요소가 아닙니다. '인생 운동'을 찾는 여정을 멈춰서는 안 됩니다.

'인생 운동'을 찾기 위해서는 일단 시도해야 합니다. 인생 운동이 될 만한지 아닌지 섣부르게 판단을 내리기 전에 앞서 말한 재미를 느끼기 위한 최소한의 기본기를 익히는 과정을 견뎌야 합니다. 다만 현재 본인의 몸 상태에서 무리인 운동을 처음부터 강도 높게 시작하면 또 다른 부정적인 운동 경험만 쌓고 실패할 가능성이 높습니다. 즐길 수 있는 단계에 이르기 전에 부상을 당하거나 지쳐 포기하게 될 확률이 매우 높습니다.

따라서 운동의 시작을 망설이면 안 되지만 천천히 강도를 높여가는 것이 무엇보다 중요합니다. 운동을 시작하는 환자분들에게 '적당한 강도로, 짧게, 자주' 해야 한다고 항상 강조합니다. 어떤 분들은 시작부터 헬스장에 가면 두세 시간을 몰아 운동하고 집에 와서 다음날까지 완전히 뻗어 버린다고 합니다. 물론 운동하러 가서 딱 식욕만 돋을 정도로 슬슬 운동하는 것도 다이어트에는 효과적이지 않지만 처음에는 고강도로 긴 시간 운동하는 것보다는 다소 낮은 강도로, 30분 이내 짧은 시간이라도 매일, 자주 하는 것이 운동하는 습관을 기르는 데 도움이 됩니다. 한번 갔을 때 너무 힘들면 다음부터는 운동을 가는 것이 두려워집니다. '오늘은 또 얼마나 힘들까. 가기 싫다'라는 생각이 듭니다. 그런 부담을 내려놓고 '가서 딱 5분만 걷고 오자' 하는 마음으로 나갑니다. '시작이 반'이라는 말이 있습니다. 일단 몸을 일으켜 집에서 나가면 반은 성공입니다. 5분만 걷고 오자는 생각으로 나가도 막상 5분만 걷고 오는 분은 거의 없습니다. 나가는 게 어렵지, 나가고 나면 생각보다 시간이 금방 흐르는 걸 느낍니다. 저는 헬스장에 다니는 분들에게는 '그냥 가서 샤워하고 온다는 생각으로 가라. 휴대 전화를 보더라도 집에서 하지 말고 헬스장 자전거 위에 앉아서 하라'라고 말씀드립니다. 어차피 집에 있으면 뭔가 먹고 눕고 싶어질 뿐이니 말입니다.

운동 왕초보! 산책부터 시작하라!

긍정적인 운동 경험이 전무한 분들, 운동이라는 걸 거의 처음 시작하는 분들에게는 '산책'을 강력하게 추천합니다. 앞서 강조한 것처럼 산책도 '적당한 강도로, 짧게, 자주' 하는 편이 좋습니다. '걷기 운동'이라고 생각할 필요는 없습니다. 운동 효과를 위해 부자연스럽게 팔을 앞뒤로 흔들거나 평소 본인의 보폭과 속도를 넘어 빠르게 걸을 필요도 없습니다. 식후 바로 의자나 소파에 앉거나 눕지 말고 산책하러 나가는 것부터 시작하는 겁니다. 주 2회 한 시간 바짝 PT 받으며 고강도로 운동하고 나머지는 거의 앉거나 누워 있는 시간이 대부분인 채로 생활하는 것보다 매일 식후 15분 이상 걷는 게 잠들어 있는 대사를 깨우는 데 효과적일 수 있습니다.

식후 산책과 같은 활동은 혈당의 급격한 상승을 막는데도 아주 좋은 방법입니다. 혈당이 급격하게 상승했다 떨어지는 '혈당 스파이크'는 인슐린 저항성을 유발하여 당뇨와 같은 대사 질환을 야기할 뿐만 아니라 염증을 유발하고 다이어트에도 해가 되므로 평소에 혈당이 급격한 상승과 하강을 반복하지 않도록 관리해 줄 필요가 있습니다.

산책은 단순히 신체 움직임을 통한 칼로리 소비에 그치지 않습니다. 걷기 명상도 있듯이 정신적 스트레스 해소와 자율신경계 균형을 회복하는 데도 큰 도움이 됩니다. 산책의 효과는 저 자신과 수많은 환자를 통해 확인했습니다. 때로는 그 어떤 정신과 약, 당뇨약보다 효과적인 것이 산책입니다. 여러분들도 경험해 보시면 저처럼 산책 전도사가 될 겁니다.

생활 속 신체 움직임을 늘려라!

식후 산책도 생활 속 움직임을 늘릴 수 있는 좋은 방법이지만 따로 산책이나 운동하는 것 외에도 생활 속 신체 움직임을 늘릴 기회들은 곳곳에 존재합니다.

엘리베이터를 이용하는 대신 계단을 이용하기, 가까운 거리는 차를 타는 대신 걷기가 가장 대표적인 방법입니다. 계단을 이용할 때는 무릎 건강을 위해 올라갈 때는 걸어서, 내려올 때는 엘리베이터를 이용하는 것이 좋습니다. 신체 활동이 부족한 직장인의 경우 출퇴근은 자동차나 택시를 이용하는 대신 가능하다면 걷기와 대중교통을 이용하는 걸 권장합니다. 저 역시도 대중교통을 이용해 출퇴근합니다. 따로 시간을 내어 산책할 여유가 없는 분들은 집 앞 정류장이 아닌 두세 정거장 전에서 내려 집까지 걸어가는 방법도 있습니다. 지하철이나 버스 안에서, 설거지하거나 양치질할 때도 가만히서 있기보다는 발꿈치를 올렸다 내렸다 하는 방식으로 종아리 펌핑 운동을 해 줍니다. 복근에 힘을 딱 주고 제대로 종아리 운동을 하는 게 생각보다 쉽지 않습니다. 종아리 근육에 자극을 주는 운동은 혈당 해소와 정맥 순환을 도와주는 유익한 생활 속 운동법입니다. 저는 신호등을 기다리면서도 남들에게 피해를 주지 않는 선에서 스트레칭으로 몸을 풀어 주고 스쿼 운동도 합니다. 습관화되면 몸이 찌뿌둥해서 의식하지 않아도 자연스럽게 하게 됩니다.

집에 있을 때나 컴퓨터 앞에서 일을 할 때도 자세를 바르게 하고 배에 힘을 딱 주는 것이 그 어떤 복근 운동만큼이나 복근을 지키는 데 효과적입니다. 운동이라고 해서 너무 거창하게 생각할 거 없습니다. 신년에는 헬스장 같은 운동 등록이 폭발적으로 증가한다고 하죠? '운동은 새해부터 해야지, 이번 달까지 마음껏 먹고 대충 살다가 다음 달부터 운동 등록하고 진짜 열심히 해야지' 생각 중인 분들 많으실 겁니다. 거창하게 체육관에 등록하고 각종 운동 관련 장비를 사는 등 마음을 먹고 시작하기까지는 한참의 시간이 걸렸는데 막상 운동 자체는 작심삼일로 끝나버린 경험도 한 번쯤 있으실 겁니다.

운동도, 식단도, 지금 당장 시작하면 됩니다. 책을 읽고 있는 지금 바로 일어나서 기지개를 켜고 굳은 몸을 스트레칭해 주세요. 눈도 멀리 창밖 풍경을 바라보고 눈알을 시계 방향, 반시계 방향으로 돌리는 눈 주변 근육 운동도 합니다. "눈꺼

풀 떨림 때문에 마그네슘을 먹어야 하나요?"라고 물어보시는 분들이 많은데 눈꺼풀, 눈 밑 떨림은 휴대 전화나 컴퓨터, TV 나 책을 장시간 보는 등 한 곳을 오랫동안 주시해서 발생하는 일종의 근육 경련인 경우가 대다수입니다. 눈 주변 근육과 같은 작은 소근육도 스트레칭이 필요합니다. 눈 근육 스트레칭 방법은 어렵지 않습니다. 한 곳만 오랫동안 주시하는 걸 멈추고 고개는 고정한 채 시선을 좌측, 우측, 위, 아래로 두고 잠시 머무릅니다. 이어서 시계 방향, 반시계 방향으로 시선을 빠르게 돌리면 눈알이 자동으로 굴러갑니다. 아주 쉽습니다. 눈에 이어 목도, 허리도 가볍게 스트레칭해 주세요.

집에서 운동하기 위해 가정용 러닝 머신, 자전거, 스테퍼 같은 각종 운동 기구를 사 놓고 자리만 차지하고 있는 경우도 허다할 겁니다. 기구 없이도 마음만 먹으면 당장 할 수 있는 운동이 넘쳐 납니다. 유튜브에서 '홈트, 홈트레이닝'을 검색하시면 셀 수 없이 많은 영상이 나옵니다. 특별한 도구도 필요 없는 맨몸 운동으로 10분 이내 짧은 것부터 시작하면 됩니다. 나에게 맞는 영상을 찾아서 꾸준히 하는 것에 의미가 있습니다. '시작은 지금 당장', 그리고 '매일, 꾸준히' 하는 것이 핵심입니다.

운동 후 먹는 것까지 운동입니다

'운동은 끝나고 먹는 것까지 운동이다' 운동 마니아로 알려진 가수 김종국 씨가 이런 말을 했다고 합니다. 근육 강화를 위해 운동을 하고 나서 양질의 단백질을 챙겨 먹는 게 운동 못지않게 중요하다는 걸 강조하기 위해서 한 말입니다.

그런데 정말 이 말이 틀리지 않습니다. 운동도 중요하지만 운동만으로는 성공적인 다이어트를 이루기 어렵습니다. 식단 관리 없이 운동만으로 체중을 감량하려면 운동 강도도 높아야 하고 운동 시간도 길어질 수밖에 없습니다. 마라톤 같이 살이 매우 잘 빠지는 유산소 운동의 경우에도 기존 체중이 많이 나가는 경우 무릎, 발목 등에 심한 부하가 걸리기 때문에 식단을 통해 체중을 감량하는 것이 병행되어야 합니다.

운동을 열심히 하는데도 살이 빠지지 않는다는 분 중 운동을 불량한 식생활에 대한 심리적 보상으로 이용하는 분들이 있습니다. '운동했으니 이 정도는 먹어도 되겠지' 하는 마음으로, 운동으로 소비한 칼로리보다 더 많은 칼로리를 섭취하는 분들 말입니다. 예를 들어 수영 끝나고 라면, 떡볶이 같은 고칼로리 음식을 먹거나 등산하고 술까지 마시는 분들, 내

얘기 하나 싶어 양심에 찔리는 분들 많으실 겁니다. '나는 열심히 운동하는데 살이 안 빠져!' 고민하는 분들. 원인은 둘 중 하나입니다. 운동하면서 소비하는 칼로리가 생각보다 적거나 운동해서 소비한 칼로리보다 훨씬 많이 먹어서입니다.

저는 수영을 참 좋아하는데 수영은 한 시간에 500~700칼로리 정도 소비할 수 있는 시간당 칼로리 소비가 꽤 높은 운동 중 하나입니다. 그런데 이상하게도 수영장에 가면 생각보다 살 찐 분들이 많습니다. 무릎에 무리 없이 물에서 할 수 있는 운동이라 비만인 분들이 많을 수도 있지만 그보다는 수영을 수년째, 길게는 몇십 년 넘게 꾸준히 하고 있는데도 다이어트에 성공하지 못한 분들이 많습니다. 이런 분들을 보면 이미 수영에 너무 익숙해져서 처음만큼 열심히 발을 차지 않아도, 즉 칼로리 소모를 많이 하지 않고도 물에서 유유자적 이동할 수 있는 상태이거나 자유 수영 시간에 수영보다는 서서 수다 떨고 있는 시간이 많습니다. 또 끝나고 친한 사람끼리 모여서 음식을 먹게 되면 수영해서 소비한 칼로리 이상으로 칼로리를 섭취하는 것이 너무 쉽습니다. 라면 하나가 500칼로리 정도니 수영장 왕복 수영을 한 시간 동안 쉬지 않고 한 후 라면 한 그릇을 먹으면 말짱 도루묵입니다.

당연히 운동하지 않으면서 먹기만 하는 건 건강에 매우 해롭습니다. 그렇지만 운동을 하니까 고칼로리 음식, 가공식품, 심지어 알코올과 같은 건강에 해로운 음식을 먹어도 되는 것은 절대 아닙니다. 열심히 운동한 게 아깝지 않도록 식단도 그에 걸맞은 양질의 단백질, 항산화 성분과 식이 섬유소가 풍부한 야채를 먹어야 합니다. '먹는 것까지 운동'이라는 말을 명심하세요.

한국인이여, 사계절 운동법을 만들어 놔라

사계절이 있는 우리나라는 계절별로 그에 맞는 옷이 필요하듯 운동도 사계절에 맞는 운동법을 갖춰 놓아야 합니다. 봄부터 황사, 미세 먼지, 장마에 습하고 더운 여름을 지나 금방 추운 겨울이 돌아오는 우리나라는 실외 운동을 1년 내내 꾸준히 지속하는 일이 쉽지 않습니다.

실외 활동은 단순히 신체적 움직임으로 칼로리를 소비하는 것을 넘어서 하루 중 오랜 시간 머무르는 집, 사무실 같은 실내 공간을 벗어나 몸과 마음을 환기할 기회이기 때문에 저는 같은 운동을 하더라도 날씨가 허락된다면 실외에서 하는 것을 선호하는 편입니다. 제가 환자들에게 산책을 강조하는 것도 같은 이유입니다. 러닝 머신 위에서 걷는 것과 칼로리 소모 면에서 다를 바가 없다고 하더라도 이왕이면 나가서 걸으라고 말하는 이유는 산책은 단순히 걸어서 칼로리를 소비하는 것에 그치는 게 아니라 정신적 스트레스 해소와 그에 따른 식욕 조절에 큰 도움이 되기 때문입니다.

하지만 애석하게도 우리나라의 여름과 겨울은 산책하기에는 적합하지 않은 날씨입니다. 이솝 우화《개미와 베짱이》에서 개미가 추운 겨울을 대비해 식량을 저장하듯 우리도 실외 운동이 어려운 혹독한 날씨를 대비해 사계절 가능한 운동을 미리미리 준비해야 합니다.

가을이 되면 기존에 산책을 과제로 낸 환자분들에게 추운 겨울을 대비해 슬슬 러닝을 준비해 보자고 말합니다. 물론 체중과 몸 상태를 고려해서 무릎 등 부상 없이 가능한 분들만 말입니다. 추운 겨울에는 걷는 산책보다는 차라리 뛰는 편이 춥지 않고 시간도 짧게 소모됩니다. 요즘은 러닝 동호회도 많고 달리기가 유행이던데 바람직한 현상이라고 생각합니다. 여름은 너무 덥지 않은 새벽과 밤을 충분히 이용합니다. 인생 운동으로 실외 운동 하나, 실내 운동 하나씩 찾아서 다져 놓는 것이 가장 좋은 방법입니다.

그리고 기존에 실내 운동을 하던 분들도 날씨가 추워지고 해가 짧아지면 운동을 빠지는 일이 잦아집니다. 출근 전 아침 운동을 하던 분들도 바깥이 어둡고 춥다 보니 이불 속에서 빠져나오기 힘들고, 퇴근 후 따뜻한 집에서 나오기 싫은 마음도 충분히 공감합니다.

하지만 중요한 건 '지속성'입니다. 다이어트도, 건강도 1년간 최고의 식단, 최상의 운동, 몸에 좋은 건 다했다고 해서 나머지 인생 수십 년 동안 날씬한 몸매와 건강이 보장되는 게 절대 아니라는 건 여러분들도 다 아실 겁니다. 그러므로 운동도, 식단도 나이가 들어감에 따라, 건강 상태와 여러 가지 상황에 따라, 변화는 있지만 평생에 걸쳐서 꾸준히 실천하는 것이 가장 중요합니다.

유형별 면역 다이어트 접근법

        MBTI 성격 유형 검사는 16가지로 사람을 분류합니다. MBTI가 한창 유행일 때 주변에서 "너는 MBTI 가 뭐야?"라는 질문을 수없이 들어도 저는 검사를 미루고 미뤄서 "나? 검사 안 해 봐서 모르겠는데."라고 대답하던 사람이었습니다. MBTI에 대해 반감이 있었던 이유는 단 16가지로 사람에 대해 분류하고 그것을 공유하며 자신 혹은 상대방에 대해 일종의 선입견처럼 단정 짓는 일이 별로라고 느껴졌습니다. 고작 16가지로 범주화하기에는 지구상에 너무 많은 사람이 있고 그들 각자의 성격과 성향 또한 얼마나 다양하고 변화무쌍할까요(그런데 유행이 한참 지나 친구의 강요를 이기지 못하고 MBTI 검사를 해 보니 꽤 흥미롭긴 하더군요).

같은 이유로 아래 8가지로 분류한 건 개개인을 만나 진료하고 최적의 면역 다이어트 방향을 제시해 드릴 수 없는, 어쩔 수 없는 선택임을 미리 말씀드립니다. 인간은 이분법으로 딱 나눌 수 있는 단순한 존재가 아니니까요. 한 개인의 교감 신경이 과도하게 항진된 상태이자 번아웃 상태가 병행된 상태일 수도 있고, 업무나 다른 생활면에서는 철저히 이성적이고 계획적인 사람이지만 유난히 먹는 것과 관련해서는 충동적이고 잦은 이모셔널 이팅, 계획하지 않은 과식, 폭식을 하는 사람일 수도 있습니다.

그런데도 이 책을 읽고 염증은 낮추고 면역은 높이는 건강

교감 신경 과항진 상태				번아웃 혹은 부신 피로 상태			
잦은 이모셔널 이팅		계획형, 완벽주의자		잦은 이모셔널 이팅		계획형, 완벽주의자	
운동 혐오	운동 즐김	운동 혐오	운동 즐김	운동 혐오	운동 즐김	운동 혐오	운동 즐김
A	B	C	D	E	F	G	H

한 다이어트를 하고 싶은 분들의 시작을 돕기 위해 8가지 유형으로 분류해 보았습니다. 여러분들이 '나는 다이어트를 할 때 어디에 좀 더 집중하고 어떤 것을 주의해야 하는지' 방향을 잡는 데 도움이 되길 바랍니다.

A 유형

평소 긴장도와 불안도가 높다 보니 직장이나 외부 활동에서 받는 스트레스를 음식과 TV 시청 등으로 풀기 위해 보상성 음식 섭취, 이모셔널 이팅으로 해소하고자 합니다. 때로는 긴장도를 낮추고 잠을 자기 위해 알코올을 마시기도 합니다. 본인을 긴장하게 만드는 외부 자극에서 비교적 안전하다고 느끼는 집이라는 공간에 들어오면 하루 종일 불편했던 갑옷을 벗듯 마음껏 먹고 눕고 쉬는 것이 휴식이라고 생각합니다.

이런 유형은 일단 스트레스 관리를 통해 보상성 음식 섭취를 막는 것이 무엇보다 중요합니다. 스트레스가 먹는 것으로 이어지지 않도록 배달 앱을 삭제하고 집에 라면, 과자, 아이스크림같이 살찌는 음식은 아예 사다 놓지 않습니다.

스트레스로 인해 무언가 먹고 싶다는 생각이 들면 집 밖으로 나가서 가벼운 산책을 하거나 음악을 들으며 반신욕이나 샤워하기 같이 보상성 식이를 대체할 수 있는 본인만의 스트레스 해소법을 만드는 것이 좋습니다.

자율 신경계 불균형 및 교감 신경의 과활성 상태로 인해 발생하는 염증과 활성 산소가 많으므로 비타민, 미네랄 같은 항산화 성분이 풍부한 신선한 야채를 충분히 섭취하는 것도 필요합니다.

또한 교감 신경이 과도하게 활성화되고 자율 신경계 불균형으로 필요할 때 부교감 신경이 활성화되지 못하는 환자의 경우 불면증을 앓고 있는 경우가 많습니다. 불면증으로 인해 늦은 밤까지 깨어 있으면서 배달 음식을 시켜 먹거나 라면 같은 고칼로리 가공식품을 섭취해서는 안 됩니다. 앞서 말한 것처럼 배달 앱은 아예 지우고 가공식품은 집에서 모두 제거합니다. 밤에 허기가 지면 무가당 두유나 저지방 고칼슘 우유를 따뜻하게 먹는 정도로 대체합니다.

A 유형 실제 케이스

(*환자 보호를 위해 성별, 나이 등의 신상 정보는 약간의 각색을 하였습니다)

금융 회사 팀장 44세 여성 A 씨는 동기 중에 가장 빠르게 팀장 직책을 달았습니다. 학창 시절부터 뭐든지 열심히 하는 아이였던 A 씨는 대학 시절에도 학점 관리부터 과외 아르바이트, 과내 동아리 활동, 취업 준비 스터디까지 항상 '열심히' 살아왔습니다. '잠은 죽어서 자면 된다'라는 마음가짐으로 분 단위로 시간을 쪼개어 바쁘게 활동하다 보니 밥 먹을 시간도 없어 20대에는 160센티미터 키에 50킬로그램 정도로 날씬한 편에 속했었습니다.

그러다 꿈에 그리던 회사에 입사한 후 서서히 살이 붙기 시작했습니다. 회사 생활도 바쁘고 긴장된 생활의 연속이었지만 바쁘면 살이 빠지던 20대와 달리 30대, 40대에는 바쁠수록 체중과 뱃살이 늘어만 갔습니다. 오랜만에 만난 친구들은 "회사 들어가서 좀 안정됐나 보다. 이전보다 얼굴이 많이 편해졌네."라며 A 씨의 체중 증가에 대해 돌려 말했고, 명절에 만난 친척들은 "A야, 왜 이렇게 살이 쪘니? 예전에는 날씬하고 예쁘더니 무슨 일이야. 만나는 사람은 없니? 없겠지…." 라며 직접적인 공격을 서슴지 않았습니다.

30대에는 1년에 1~2킬로그램씩 야금야금 살찌더니 40살이 되던 해에는 입사 때보다 15킬로그램이 넘게 쪄서 65킬로그램이 되었습니다. 그리고 팀장이 된 이후에는 살찌는 속도가 가속화되더니 결국 70킬로그램을 넘어 버리고 말았습니다.

사실 A 씨는 아침 일찍 출근해서 퇴근 전까지 그다지 먹는 것이 없습니다. 아침에는 아메리카노 한 잔 정도이고 업무상 해외 거래 업체와 화상 미팅이 워낙 많은지라 한 달 중 점심 시간에 제대로 밥을 먹을 수 있는 날이 손에 꼽습니다. 그리고 정신없이 업무를 처리하고 한숨 돌릴 즈음이면 이미 퇴근 시간에 가까워져 있습니다. 정 허기가 질 때는 단백질 바에 커피 정도 마시는 것이 퇴근 전 A 씨가 먹는 전부입니다.

하지만 퇴근 후부터는 본격적으로 먹고 마시는 것의 시작입니다. 집에 도착하는 시간을 계산해서 미리 배달 음식을 주문합니다. 배달 음식은 집 문 앞에 그녀보다 먼저 도착해서 그녀의 퇴근을 반겨 줍니다. 편안한 고무줄 바지로 갈아입고 냉장고 속 맥주를 꺼내 배달 음식과 함께 TV 앞에 자리를 잡습니다. 이제부터 A 씨 혼자만의 파티입니다. 파티 음식 메뉴는 매일 다르지만 주로 피자, 치킨, 떡볶이 같은 고칼로리 음식입니다.

A 씨처럼 아직 미혼이고 나이도 동갑인 동기 B 씨는 요즘 한창 크로스핏에 빠져서 퇴근 후에는 무조건 체육관에 가서

운동하는 것이 루틴입니다. B 씨의 퇴근 후 루틴이 운동이라면 A 씨는 TV를 보면서 과식과 음주하는 일이 퇴근 후 루틴으로 자리 잡았습니다. 운동에 취미가 없는 A 씨 입장에서는 힘들게 일하고 와서 또 힘들게 운동한다는 건 상상만 해도 스트레스입니다. 요즘은 운동한다는 사람들이 워낙 많아서 A 씨도 잠깐 주 2회 PT를 받았었는데 처음부터 너무 몰아붙이는 트레이너 선생님 때문에 운동 가는 날은 아침부터 심장이 두근거렸습니다. 한 시간 운동이 너무 힘든 것도 문제였지만 다음날이면 온몸의 근육통 때문에 자리에서 일어나기도 힘들었습니다. 결국 PT 약속을 미루고 미루다 이미 비용을 지불한 PT 횟수도 채우지 못하고 A 씨는 잠수 이별하는 것처럼 PT 선생님의 번호를 차단하고 말았습니다.

그렇게 날마다 꾸준히 먹고 컴퓨터 앞에 앉아서 일만 하다 보니 결국 A 씨의 몸에 이상 신호가 나타났습니다. 잦은 음주에 자극적인 음식, 과식하고 바로 누워 잠들다 보니 역류성 식도염은 당연하고 체중이 늘어나니 무릎이며 허리, 아픈 곳이 늘어만 갔습니다. A 씨의 회사는 매해 건강 검진 비용을 지원해 주는데 올해 검진 결과 지방간과 고지혈증, 당뇨병 전 단계까지 진단받고 말았습니다. 건강 검진 결과에서 받은 1차

충격이 가시지 않은 시점에 대학 동기 어머니 장례식장에서 만난 선배가 정신 차리기 힘든 2차 충격을 안겨 주었습니다.

대학 시절 A 씨에게 고백했다가 차였던 선배는 본인 자존심에 상처 났던 20년 전 사건에 대한 앙갚음이라도 하듯 A 씨의 외모 변화에 대해 지적했습니다. "넌 옛날 그대로다. 아기 엄마가 정말 관리 잘했네. 요즘 세상에는 결혼해도 자기 관리가 필수야." 선배는 A 씨 옆자리 친구에 대한 칭찬으로 시작하더니 이내 그녀와 A 씨를 비교했습니다. "근데 A는 못 알아볼 뻔했다. 어디 몸이 안 좋은 건 아니지? 갑상샘 검사는 해 봤니? 갑상샘이 안 좋아도 살이 찐다고 하더라고. 우리 나이도 이제 건강 관리가 필수야. 비만이 건강에 그렇게 안 좋다더라." 걱정하는 척하며 말했지만 결국은 A 씨에게 상처를 주며 복수하려는 의도가 뻔했습니다. 뻔한 수작이었지만 살이 많이 찐 건 사실이었기에 A 씨는 선배의 무례함에 별다른 맞대응도 못 하고 도망치듯 그 자리를 피할 수밖에 없었습니다.

이 사건으로 A 씨는 현실을 직시하고 다이어트를 결심했습니다. '약물의 힘에 기대 볼까?'라고 잠깐 생각하기도 했지만 다른 일에 있어서는 자기 절제와 인내심, 성실과 열심이라면 뒤지지 않는 본인답지 않다는 생각이 들었습니다. 어려서 학업부터 현재 업무까지 남들 놀 때 공부하고 남들 쉴 때 일하며 어렵사리 현재의 위치에 오른 자신이 정작 무엇보다 중요한 건강 관리 문제에 있어서는 왜 이렇게 회피하기에 바빴는지 뒤늦은 후회가 찾아왔습니다.

A 씨이 살을 빼고 건강해지기 위한 면역 다이어트 첫 단계는 아주 명확했습니다. 퇴근 후 과식과 음주를 끊는 것입니다. 첫 번째 진료에서 제가 드린 미션은 '첫째 금주, 둘째 퇴근 전 단백질과 식이 섬유소 미리 먹어 폭식 방지하기, 셋째 배달 앱 지우기, 퇴근 후 산책'이었습니다.

제가 '금주'와 '배달 앱 지우기'를 미션으로 드리며 꼭 덧붙이는 말은 '평생 이렇게 하는 건 아니다. 어느 정도 건강을 회복하고 음식 앞에서 자기 절제를 할 수 있는 상태에 도달하면 그때는 한 달에 한 번 정도 소량의 음주도 가능하고 배달 앱을 다시 깔아도 된다. 하지만 우선은 절대 금주이고 유혹이 될 수 있는 배달 앱은 아예 지워라' 입니다.

평생 모범생이었던 A 씨는 다이어트도 모범생처럼 잘 따라와 주었습니다. 출퇴근은 자차를 이용하기 때문에 퇴근길 차 안에서 무가당 두유와 구운 달걀, 방울토마토를 먹습니다. 이는 집에 와서 급격한 허기로 인한 과식을 막기 위해 예방 차원에서 칼로리가 높지 않으며 포만감은 있는 음식을 먹는 것입니다.

퇴근길에 단백질과 식이 섬유소를 충분히 먹었기 때문에 집에 와서도 배가 고프지 않습니다. 이제 퇴근 후 TV 앞에서 배달 음식과 술을 마셨던 시간은 산책으로 대체합니다. 소파에 앉으면 나가기 어려워지니 현관 앞에 짐만 내려 두고 운동화를 갈아 신고 나갑니다. 산책을 하니 산책하는 귀여운 강아지들도 많고 동네 구경하는 재미가 쏠쏠합니다. 운동을 좋아하지 않는 A 씨에게 '걷기 운동이 아니다. 빠른 속도로 걸을 필요 없다. 라디오나 음악을 들으면서 본인 속도에 맞춰서 걷고 힘들면 벤치에서 잠깐 쉬었다가 걸어도 된다'라고 강조했는데 A 씨가 산책의 즐거움을 알게 되어 다행이었습니다. 산책은 단순히 신체 활동량을 늘리기 위함이 아니라 직장에서 항상 긴장 상태인 A 씨의 스트레스 해소 및 그로 인한 이모셔널 이팅을 막기 위한 아주 효과적인 실천 방안입니다.

보통은 퇴근길에 두유, 달걀, 방울토마토 같은 음식을 먹고 저녁 산책하러 나가는 것만으로도 퇴근 후 과식과 음주를 막을 수 있었지만 어떤 날은 배가 차 있음에도 치킨, 떡볶이 같은 특정 음식이 강하게 당기기도 했습니다. 보통 스트레스가 유독 심한 날, 월경 전에 부정적인 감정, 사고와 함께 음식에 대한 욕구가 찾아왔습니다. 그럴 때는 배운 대로 일단 '알아차림' 단계에 진입하여 부정적인 감정과 생각을 끊으려고 노력했습니다.

과거에는 '아, 오늘 업무 미팅 다시 생각해도 열 받네. 스트레스! 오늘 스트레스도 받았는데 매운 닭발이나 시켜 먹을까? 다이어트하긴 해야 하는데 내가 무슨 부귀영화를 누리겠다고 힘들게 일해서 먹고 싶은 것도 내 맘대로 못 먹고 살아! 그냥 먹자 먹어!' 했다면 이제는 '오늘 회사에서 스트레스가 심하긴 했지. 내 몸과 마음이 아주 힘들었나 보다. 하지만 나는 퇴근길에 배를 채울 만큼 충분히 음식을 섭취했고 지금 매운 음식이 당기는 건 가짜 배고픔에 불과해. 그냥 바로 나가자!' 하고 이모셔널 이팅을 끊기 위한 루틴을 실천했습니다. 막 끓어오르던 음식 욕구도 나가서 음악을 들으며 걸으면 자연스럽게 사라졌습니다.

이렇게 매일 마시던 술과 고칼로리 배달 음식을 끊고 산책하는 것만으로도 A 씨는 3주 만에 체중을 4킬로그램 정도 감량할 수 있었고 체중 앞자리가 오랜만에 7에서 6으로 바뀌었습니다. 살도 살이지만 A 씨를 괴롭히던 고질적인 소화 불량

면역 다이어트

과 역류성 식도염 증상도 사라졌고 허리 통증도 좋아졌습니다. 인간은 적응의 동물이라더니 퇴근 후 거의 매일 먹던 술이나 배달 음식에 대한 생각도 2주 정도 지나자 거의 사라졌습니다. 그렇게 저녁으로 가볍게 단백질과 식이 섬유소를 먹고 산책하는 게 A 씨의 새로운 일상 루틴이 되었습니다. 얼마 전까지만 해도 늦은 저녁 고칼로리 배달 음식을 잔뜩 먹고 소화도 되지 않은 채 누워서 TV나 유튜브를 보다 잠드는 것에 익숙했던 A 씨가 이제는 위장이 꽉 찬 더부룩한 느낌이 불쾌해져 저녁 식사는 거의 건너뛰거나 산책에서 돌아오는 길에 샐러드 정도를 사 와서 먹습니다.

사무직에 운전해서 출퇴근하다 보니 신체 활동도 거의 전무했는데 산책을 통해 몸을 움직이는 것의 중요성을 깨달았습니다. 이전에는 '일도 힘든데 무슨 운동이냐'라고 생각했지만 이제는 오히려 몸을 적당히 움직여야 피로와 스트레스가 풀린다는 걸 느껴서 일주일에 한두 번 정도 요가나 필라테스를 시작해 볼까 합니다. 고작 4킬로그램 정도 차이지만 A 씨의 컨디션은 아주 좋아졌습니다. 꾸준히 관리하다 보면 20대 시절처럼 체중 앞자리가 5가 되는 날이 머지않았습니다.

B 유형

A 유형과 마찬가지로 B 유형 역시 스트레스가 폭식으로 이어지지 않도록 하는 것이 다이어트에 무엇보다 중요한 유형입니다. 따라서 평소에 스트레스를 먹는 행위가 아닌 건강하게 해소할 수 있는 본인만의 스트레스 해소법을 구축하는 것이 중요합니다.

운동을 즐기지 않는 A 유형에게 가벼운 산책이나 명상, 반신욕과 같은 다소 정적인 방법의 스트레스 해소법을 권장한다면 운동에 대한 흥미나 욕구가 있는 B 유형은 조깅이나 수영, 헬스나 댄스처럼 좀 더 격한 운동을 통해 스트레스를 해소하는 걸 권장합니다.

다만 체중이 많이 나가는 상태에서 바로 무리해서 운동하게 되면 부상으로 이어질 수 있으니 처음부터 무리하지 않도록 주의하시기를 바랍니다. 운동은 단순히 칼로리를 소모하는 것을 넘어서 정신적 스트레스 및 긴장 해소에도 효과적이라 긴장도와 스트레스 정도가 높은 B 유형 분들이 몸과 마음의 근육을 단단히 하는 데 큰 도움이 될 것입니다.

한 가지 더 주의할 사항은 '운동했으니 많이 먹어도 되겠지?'라고 안일하게 생각하면 살이 더 찔 위험이 있습니다. 생각보다 운동으로 소비할 수 있는 칼로리는 많지 않습니다. 적당히 허기질 정도만 운동하고, 운동으로 소비한 칼로리보다 훨씬 더 많은 칼로리를 섭취하면 살은 빠지지 않습니다. 체중 감량의 목적이 있다면 초반에는 운동과 함께 식단도 병행해야만 합니다.

B 유형 실제 케이스

회계 법인에 다니는 38세 남성 B 씨는 최근 몇 년 사이 20킬로그램이 넘게 체중이 늘었습니다. 과거에는 농구 동아리 회장이었을 정도로 운동을 즐기던 B 씨는 입사 후 컴퓨터 앞에 앉아 긴 시간을 일하다 보니 점점 뱃살이 나오기 시작했고 코로나 시기를 겪으며 그나마 가끔 다니던 헬스장도 못 가게 되면서 급격히 살이 쪘습니다. 운동도 한번 중단하니 다시 시작하기 쉽지 않았습니다. 이미 B 씨의 몸은 퇴근 후 음주와 고칼로리 음식을 먹고 잠드는 것에 익숙해졌습니다.

살이 많이 쪘다는 걸 알면서도 '남자야 뭐 나이 들고 사회생활 하면 다 이 정도 뱃살은 나오는 거지. 나는 평균이야' 생각하고 애써 외면하며 살았는데 오랜만에 결혼하는 친구가 청첩장을 돌린다고 부른 대학 동창 모임에서 현실을 직시했습니다. 친구들은 '대학 시절 날렵한 턱선에 훈훈한 외모로 여자들에게 인기 만점이던 B가 왜 이렇게 변했냐'며 과거 B 씨에게 공개 고백했던 여자 후배 이야기부터 추익 소환 겸 B 씨의 외모 변화를 화제 삼아 한참을 이야기 나눴습니다. 그 자리에서는 웃으며 '20년이 다 되어 가는 옛날이랑 같냐'며 응수했지만 이제는 정말 살을 빼야겠다는 다짐이 들었습니다. B 씨는 집 앞 24시간 헬스장을 등록했습니다. 퇴근이 아무리 늦더라도 매일 한 시간은 운동하겠다 다짐하고 자신과의 약속을 지키기 위해 한 달 동안 빠지지 않고 운동했습니다. 한 달 동안은 퇴근이 아무리 늦더라도 집에 바로 가지 않고 헬스장으로 퇴근했습니다. 상체, 하체 운동으로 나눠서 근력 운동을 하고 마무리로 15분 정도 러닝 머신을 탔습니다. 어떤 날은 운동하고 씻고 집에 오면 12시가 넘기도 했습니다.

헬스장에서 운동하고, 단백질 셰이크를 먹고, 샤워까지 마치고 오기 때문에 집에 와서 그대로 잠만 자면 되는데 문제는 운동하고 오면 더 허기가 졌습니다. '오늘은 그냥 자야지' 하고 누워도 배가 고파서 그런지 잠이 잘 오지 않았습니다.

대리 만족이라도 하자는 마음으로 먹방을 보다가 결국 참지 못하고 배달 음식을 시켜 먹는 일이 허다했습니다. 힘들게 운동했으니 먹으면 안 된다고 생각하다가도 결론은 '운동했으니까 이 정도는 먹어도 되지 않을까?'라며 스스로와 타협했습니다. 운동하고 먹는 치킨과 맥주는 더 꿀맛이었습니다.

결국 한 달 동안 체중은 요지부동이었고 피곤함이 더 심해진 B 씨는 저를 찾아왔습니다.

"선생님, 운동을 해도 살이 안 빠져요."

"처음에는 식단 조절이 필수적으로 병행되어야 합니다. 유산소 운동 비중을 늘려 주는 것이 필요하고 충분한 휴식도 중요하고요. 제대로 된 휴식이 없으면 살이 잘 안 빠져요."

"밤에 야식이랑 술을 먹지 않으면 잠이 잘 안 와요."

"보통 몇 시쯤 자서 몇 시에 일어나세요?"

"1시 넘어 잠들어서 7시에 일어납니다."

검사상에서도 B 씨의 교감 신경 과활성화 상태 및 코르티솔 호르몬 수치 상승이 확인되었습니다.

"스트레스와 긴장도가 높은 상태네요. 그로 인해 염증도 높은 상태고요. 단백질 셰이크를 챙겨 먹으면서 근력 운동을 열심히 하는 것도 좋지만 일단은 체중과 체지방 감량, 염증 조절이 먼저 필요하니 유산소 운동의 비중을 높이겠습니다. 식단도 저칼로리에 항산화, 항염 작용을 하는 파이토케미컬과 식이 섬유소가 풍부한 야채 섭취를 늘리고 단백질도 식물성 단백질의 비중을 높이는 게 필요하겠어요. 현재 드시고 계신 단백질 셰이크는 유청 단백질이죠?"

"네."

"유청 단백질은 동물성 단백질입니다. 단백질 파우더 중에서도 식물성 단백질이 섞인 게 있어요. 두부나 두유, 콩 같은 음식도 샐러드와 함께 먹겠습니다. 그렇게 단백질 안에서도 동물성, 식물성 단백질 비율을 조절하는 겁니다. 저녁은 회사에서 야근하면서 배달로 드시나요?"

"그럴 때도 있고 집에 와서 시켜 먹을 때도 있어요."

"이제 회사에서 시켜 먹어야 하는 상황이면 메뉴를 샐러드로 선택하세요. 요즘은 맛있는 샐러드도 많이 있어요. 소스는 반만 넣어서 드시고 회사에 방울토마토나 당근 같은 걸 가져가면 좋은데 가능하세요? 어려우면 일단 회사에 무가당 두유를 두고 드실 수 있죠? 허기질 때는 그걸 드세요. 집에도 똑같이 준비해 놓고 드시고 주말에도 한 끼는 샐러드로 드세요."

"네."

"그리고 운동 안에서도 유산소, 근력 운동 비율 조절이 필요해요. 지금은 근력 운동하고 15분 정도 러닝 머신을 탄다고 하셨는데 걷는 건가요? 뛰는 건가요?"

"약간 경사를 올려서 걷다가 마무리에는 쿨다운 느낌으로 경사도 없이 걷다가 끝내요."

"인터벌 러닝 같은 유산소 운동 비중을 늘리세요. 체중 감소에도 효과적이고 스트레스 해소에도 효과적이에요. 야근이 많으니 나중에는 출근 전 공복 유산소로 시간을 옮기는 것도 고려해 봅시다. 그리고 집에 와서 무드등 같은 걸 이용해서 조용하고 어둡게 한 후 자기 전 명상을 10분씩 하세요. 종일 각성된 상태에서 바로 잠자리에 들면 잠에 잘 들지 못할 뿐 아니라 자면서도 뇌가 일을 해요. 처음에는 10분도 길게 느껴지고 머리를 비우는 게 쉽지 않겠지만 최대한 내 호흡에만 집중하고 생각을 비우는 시간을 가지세요. 그리고 허기지면 따뜻한 두유 한 잔 정도 드세요. 먹는 게 너무 적지 않은지 생각되시죠? 평생 이렇게 먹으라는 건 아니고 술 먹고 야식 먹고 배부른 상태에서 잠드는 습관을 고치기 위해서 초반에는 이렇게 해 주세요. 1~2주 정도만 지나면 야식, 음주 욕구도 줄어들 거고 오히려 밤에 과하게 먹으면 부대끼고 배가 불러 잠들기 어려운 몸이 될 겁니다."

여느 대부분의 환자처럼 B 씨 역시 첫 주는 새로운 루틴에 어려움을 느꼈지만 시간이 지나며 적응했습니다. 예상처럼 술과 야식 없이는 잠들기 어렵던 몸에서 곧 빈속이 편하고 오히려 배부른 상태에서는 잠들기 불편한 몸이 되었습니다. 과거에는 야식에 음주하고 잠들면 아침에 일어나도 속이 더부룩하고 짜증 났는데 이제는 속이 편안한 상태에서 명상까지 하고 자니 훨씬 숙면할 수 있었습니다. 식단을 바꾸고 유산소 운동을 병행하며 체중 감소도 속도가 붙었습니다. 잃어버렸던 턱선이 다시 보이고 주변에서 얼굴 작아졌다는 칭찬도 여러 번 들었습니다. 여전히 일은 바쁘지만 피로도나 컨디션도 훨씬 좋아졌습니다. 이제는 주말 러닝 동호회도 시작해 볼까 고민 중인 B 씨입니다.

C 유형

매사 완벽을 추구하고 MBTI로 치면 J, 계획형에 해당하는 C 유형은 다이어트도 루틴을 정해서 실천하는 게 성과도 좋고 스스로 좀 더 수월하게 받아들입니다. 이런 유형의 경

면역 다이어트

우 식단과 운동을 구체적으로 짜서 실천하는 것이 좋습니다. 식사 시간과 횟수, 음식의 종류와 양까지 구체적으로 정해서 실천합니다. 예를 들면 아침 8시 무가당 두유와 삶은 달걀 한 개, 사과 반쪽, 점심 11시 30분 회사 구내식당 일반식 한 끼, 오후 3시 단백질 파우더를 타서 한 잔, 방울토마토 다섯 알 같이 아주 구체적일수록 좋습니다. 스트레스로 작용하지 않는다면 알람을 맞춰 놓고 실천해도 좋습니다.

다만 이런 유형의 분들은 정해진 것을 너무 완벽하게 수행하기 위해 스트레스를 받거나 계획대로 지키지 못한 상황이 됐을 때 '망쳤다, 어차피 망친 거 에라 모르겠다' 하며 완전히 망가지는 상황을 주의해야 합니다. 완벽주의자들은 계획에 어긋난 다른 걸 먹었을 때 오늘 하루 전체, 이번 주, 나아가 이번 다이어트는 망했다고 생각하고 지금껏 잘 지켜온 것을 관둬 버립니다. 예를 들어 계획된 식단과 달리 오늘 점심 모임에서 피자와 콜라를 먹게 되었다고 칩시다. 그러면 저녁 식단부터 다시 잘 지키면 됩니다. 혹은 융통성을 발휘해서 저녁 식단보다 조금 덜 먹으면 됩니다. 오늘 못 지켰으면 내일부터 지키면 됩니다. 물론 매일 약속된 식단을 지키지 않고 '내일 잘하면 되겠지' 하는 것도 문제지만 오늘 약속된 식단을 지키지 못했다고 해서 실패를 쉽게 단정 짓고 털어내지 못하는 것도 큰 문제입니다. 이런 타입은 좀 더 융통성을 가지고 다이어트에 임하는 게 필요합니다.

역시나 살을 빼고 근육을 키우기 위해 식단 관리 외에도 운동이 필요합니다. 운동은 다이어트 목적뿐 이니라 높은 긴장도와 스트레스 해소에도 필수입니다. 하지만 운동을 즐기지 않는 C 유형의 분들이 운동을 숙제처럼 하면 그로 인한 스트레스 역시 만만치 않습니다. 운동하기는 싫은데 성격상 하기로 한 것은 지켜야 하고 대충하고 싶지도 않기에 억지로 정해진 운동을 하다가 부정적인 경험만 쌓고 끝나는 경우가 많습니다. 따라서 C 유형의 경우 운동을 처음부터 무리한 계획으로 짜기보다는 가벼운 산책이나 스트레칭에서 시작해서 신체 활동을 늘려가는 게 필요합니다.

C 유형 실제 케이스

52세 여성 C 씨는 본인이 살찌는 게 정말 이해가 되지 않습니다. 마흔이 넘어서 출산한 아이가 아직 초등학교 3학년이라 손이 많이 갑니다. 아침 일찍 눈 뜨자마자 남편을 출근

시키고 아이 아침을 먹여서 학교에 보내느라 본인은 아침밥도 먹지 못합니다. 다른 엄마들은 아이가 학교에 간 사이 백화점에 가서 브런치도 먹고 필라테스도 한다는데 C 씨는 도저히 그런 짬이 나지 않습니다. 설거지, 청소, 빨래에 해도 해도 끝없는 집안일 뿐 아니라 아이가 오기 전 간식도 만들어야 하고 정말 시간이 빠듯합니다. 남편과 아이가 나가고도 집안에 앉아서 편하게 내 시간을 가져본 적이 없습니다. C 씨는 출산 전 직장생활을 할 때도 최대한 완벽하게, 가능한 한 최선을 다해서 일했습니다.

식품 회사 마케터였던 C 씨는 30대 끝자락 다소 늦은 나이에 결혼하고 마흔이 넘어서 임신과 출산을 하며 육아에 집중하기 위해 일을 그만두었습니다. 생각해 보면 직장에서도 매일 야근에, 주말도 없이 일하는 걸로 유명했습니다. 같은 부서 동료들은 퇴근 후 연애도 하고, 동호회 활동도 하고, 운동도 배운다던데 C 씨는 여유가 없었습니다. 일이라는 게 결과물의 퀄리티, 디테일에 대해 욕심을 내면 한도 끝도 없는데 C 씨는 적당히 타협하는 것이 어려웠습니다. 그래서 연애나 결혼, 임신, 출산에 대해서는 생각도 하지 못했는데 거래처 직원으로 만난 남편과 결혼하게 되었고 감사하게도 늦은 나이지만 자연 임신을 하게 되었습니다. 담당 의사에게 조산 위험이 있으니 조심해야 한다는 경고를 들었지만 임산부라고 해서 적당히 일하는 건 C 씨에게는 도저히 받아들일 수 없었습니다. 결국 아이는 예정일보다 한참 일찍 나와서 한동안 인큐베이터 신세를 졌습니다.

처음 계획은 육아 휴직 기간만 마치고 직장에 복귀하려고 했지만 아이를 기르는 일 역시 완벽하게 하고 싶은 욕심이 생긴 C 씨는 결국 복직하지 못하고 퇴사했습니다. 시간마다 아이가 먹은 분유 양과 대변 양상까지 모두 기록하고 이유식을 시작하고 나서는 재료도 하나씩 추가하며 알레르기 반응은 없는지 확인했습니다. 다른 엄마들은 아이가 어린이집에 다니기 시작하며 운동도 하고 본인 여유 시간이 생겼다 했지만 C 씨의 사정은 달랐습니다. 회사에 다니는 것도 아닌데 어린이집에 아이를 장시간 맡기는 게 마음에 걸리기도 했고 아이역시 예민한 편이라 어린이집에서는 밥도 거의 먹지 않고 낮잠도 자지 않았습니다. 그래서 보통 오후 4시 정도까지 어린이집에 있는 다른 아이들과 달리 C 씨의 아이는 오전까지만 어린이집에 있다가 집에 오는 날이 많았고 그마저도 감기, 독감, 눈병 등 각종 유행성 감염 때문에 어떤 달에는 한 달 중

절반을 출석하지 않는 날들도 있었습니다.

아이가 더 자라고 나서는 영어, 수학, 미술, 운동 등의 교육이 시작됐습니다. 운전해서 아이를 학원에 데려가고 데려오고 숙제를 봐주다 보니 C 씨 자신을 돌볼 시간은 여전히 나지 않았습니다. 주변에서도 '아이를 유난스럽게 키우는 것 아니냐, 이제 네 건강을 좀 돌봐라' 하는 염려가 많았습니다. '완벽한 육아'라는 게 불가능한 일이라는 걸 알면서도 좋은 엄마가 되고 싶은 마음을 내려놓기가 쉽지 않았습니다. 그렇게 아이를 키우다 보니 시간은 쏜살같이 흘렀고 어느새 내년이면 아이는 초등학교 고학년이 되고 C 씨의 나이는 오십이 훨씬 넘습니다.

최근에는 주변에서 본인이나 가족이 암 진단을 받는 등 건강 문제로 힘들다는 소식이 자주 들려옵니다. 늦은 나이에 아이를 낳았기에 아이가 성인이 되고 사회에서 자리를 잡을 때까지 건강해야 한다는 부담은 있었지만 아이와 남편을 챙기느라 본인 건강 챙길 여력은 없었기에 건강 검진조차 거의 받지 못했습니다. 얼마 전에는 아이 미술 학원 원장님이 대장암 진단을 받아 학원 문을 닫는다는 소식이 들렸습니다. 미술 학원 원장님과 C 씨는 동갑내기였습니다. 오랜 시간 학원에 다녔던 아이의 충격도 컸습니다. 아이는 집에 와서 갑자기 C 씨를 끌어안으며 엄마는 아프면 안 된다고 말했습니다.

50살이 넘으면 대장 내시경 검사를 필수로 받아야 한다는 걸 알고 있었지만 직장을 그만두고 나서 C 씨는 기본적인 건강 검진도 받지 않았습니다. 미술 학원 원장님 소식에 정말 오랜만에 받은 건강 검진에서 C 씨는 대장 용종을 다섯 개도 넘게 제거했습니다. 대장 용종 중에는 그대로 놔뒀으면 암이 될 수 있는 선종도 여러 개 섞여 있었습니다. 거기에 당뇨 전 단계, 지방간은 물론이고 유방과 갑상샘의 추적 검사가 필요한 혹도 있었습니다.

아이를 돌보느라 본인 몸을 제대로 돌보지 못한 결과는 참담했습니다. 지금껏 C 씨는 '아이에게 젊고 건강한 엄마가 되어 주지 못하는 대신에 다른 부분에서 훨씬 잘해 주자'라는 나름의 내적 타협을 하고 살았습니다. 평균 출산 연령이 늦어졌다고는 하지만 요즘 아이 엄마들은 어찌나 날씬하고 젊어 보이는지 자신과 비교되어 내심 아이의 눈치가 보이기도 했지만 다른 면에서 좋은 엄마가 되어주고자 다이어트 필요성에 대해 애써 외면했습니다. 하지만 이제는 단순히 보이는 걸 떠나서 아이 옆에 건강하게 오래 있어 주기 위한 다이어트를 더 이상 미룰 수 없었습니다.

건강 검진 결과지를 가지고 찾아온 C 씨는 아침부터 저녁까지 아이와 남편을 챙기느라 바빠서 남들처럼 먹고 편히 소파에 누워 TV를 보거나 낮잠을 자는 것도 아니고 음주를 하지도 않고 특별히 먹는 것도 많이 없는 자신이 살찌는 이유를 도저히 모르겠다고 했습니다.

"하루 한 끼도 제대로 먹을까 말까 해요. 집에서 한시도 가만히 있지 않고요. 일하느라 계속 움직이거든요."

"일단 일주일간 입에 들어가는 건 전부 다 사진 찍어 오세요. 물만 제외하고 입에 들어가는 것 전부입니다. 그리고 24시간 스케줄표를 작성해 오세요."

일주일 후 만난 C 씨는 본인이 생각보다 많이 먹는다는 것에 충격을 받았다고 했습니다. 매일 아침 야채 과일 주스를 만들어 남편 한 잔 주고, 믹서기에 남은 건 잔에 따르지 않고 자신이 마셨는데 사진을 찍으려고 잔에 따르니 남편에게 주는 양보다 본인이 먹는 양이 오히려 더 많았습니다. 거기에 아이 아침으로 햄을 굽고 계란말이를 만들며 한 입씩, 밥에 김을 싸서 아이에게 주다 아이가 입에 아직 밥이 있다고 거부하면 그것도 C 씨의 입으로 들어갔습니다. 게다가 남편과 아이가 남기고 간 밥과 반찬이 다시 냉장고에 넣기에는 애매한 양이나 버리기 아까운 것들은 모두 C 씨의 차지였습니다. 지금껏 집안일하다가 첫 끼를 오후 한 시 넘어서야 먹는다고 생각했는데 모두 착각이었습니다. 이후에도 간단하게 식사를 때우려고 먹었다는 떡, 아이 간식으로 먹었다는 팬케이크, 떡볶이, 자장라면 등 간식 종류도 다양했습니다.

"과자랑 요거트는 이 시간에 갑자기 왜 드신 거예요?"

사진을 확인하며 물은 제 질문에 C 씨는 "하루 종일 제대로 먹은 게 없는 것 같아서요. 아이가 학원에서 오기 전에 뭐라도 먹어 놔야 할 것 같아서 먹었는데… 나중에 사진을 보니 많이 먹었더라고요."라고 답했습니다.

"저녁 식사도 아이와 한 번, 남편 퇴근 후에 또 한 번, 두 번을 드셨네요."

"아이 먹을 때는 옆에서 반찬만 집어 먹은 거라… 밥을 제대로 안 먹어서 남편 먹을 때 잡곡밥 반 공기를 먹었는데… 사진으로 모아 놓고 보니 많이 먹었네요."

하루 한 끼도 챙겨 먹을까 말까 한다던 C 씨가 먹은 것을 모으니 결코 적은 양이 아니었습니다. 특히나 신체 활동량과 비교했을 때 움직이는 것에 비해 먹는 양이 많았습니다. 아침에 일어나서 잠자리에 들 때까지 종일 쉴 틈이 없다고 했지만 일주일간 24시간 스케줄표를 확인하니 운동을 전혀 하지 않는 것은 물론이고 걷는 것조차도 너무 부족했습니다.

"신체 활동량이 너무 부족하네요."

"선생님, 저 집에서 종일 걸어 다녀요. 집안일하느라 가만히 앉아 있질 못해요."

"우리 몸이 참 신기한 게 노동과 운동을 기가 막히게 구분합니다. 운동 효과를 보려면 약간이라도 숨이 차고 심장 박동수가 빨라질 정도는 돼야 해요. 우리가 집안일을 아무리 열심히 해도 숨이 차고 심장 박동수가 상승할 정도는 아니잖아요. 하루 종일 외출하지 않는 날도 많나요?"

"아이가 수영을 배우는 데 수영장이 좀 멀리 있어서 주 1회 제가 운전해서 데려다줘요."

"그럼 밖에 나가서 걷는 일은 거의 없네요."

"네. 집에서만…"

"오늘부터 아예 시간을 정해서 산책하는 것부터 시작할 겁니다."

이와 같은 C 유형은 자율성을 부여하는 것보다는 정해진 식단과 스케줄이 있을 때 오히려 안정감을 느끼고 주어진 과제를 열심히 이행하므로 아예 일주일간 지켜 올 식단과 일정을 부여했습니다.

06:30 기상 및 미온수 한 잔 마시기

06:30~06:50 모닝 요가 20분(보고 따라 할 유튜브 영상도 정해서 드림)

07:00~08:30 남편과 아이 기상, 식사, 출근 및 등교(C 씨는 공복 유지)

08:30~10:30 집안일

10:30~11:00 식사: 무가당 두유 혹은 소이 라떼 한 잔, 삶은 달걀 두 개 혹은 계란찜, 찐 야채(당근, 브로콜리, 단호박, 양배추 등)

11:00~11:30 식후 산책

11:30~19:00 간식 금지. 허기지면 방울토마토 같은 생야채 정도 가능

19:00~19:30 식사: 일반식(달걀과 샐러드 먼저 먹은 후 식사, 100번 씹기)

19:30~20:00 식후 산책(외출이 어려운 날에는 제자리 니업knee-up 운동)

면역 다이어트

20:00~22:00 남편 퇴근 및 식사 준비, 정리 등 집안일

22:00~23:00 저녁 요가 및 명상, 취침

대부분의 환자는 2주 정도만 루틴을 잘 지키면 새로운 식단과 생활에 무리 없이 적응합니다. 기존의 익숙한 생활에서 벗어나 새로운 루틴에 적응하는 1~2주 정도가 가장 어렵지 막상 새로운 루틴이 일상이 되는 일은 상상보다 그리 오랜 시간이 필요하지 않습니다.

"많이 허기지지는 않으셨어요?"

"그전에도 배가 고파서보다는 아이가 오기 전에 뭐라도 먹어 놔야 한다는 생각으로 먹었던 거라… 사실 저는 제가 먹고 있는 줄도 몰랐어요. 저녁도 하루 종일 먹은 게 없으니 살려면, 집안일하려면 이거라도 먹어야지 하는 생각으로 먹었던 거예요. 배가 고프거나 엄청나게 먹고 싶어서 먹은 게 아니고. 그래서 그다지 배고프지 않았어요. 처음 며칠은 허기질 때가 있었는데 그럴 때는 말씀하신 방울토마토나 두유 한 잔 정도 마셨어요."

"다행이에요. 환자분에 따라 폭식을 예방하기 위해 단백질이나 식이 섬유소 같은 저칼로리 음식을 하루에 여러 번 나

뉘서 섭취하기도 하는데 C님의 경우에는 굳이 그렇게 하지 않아도 되겠어요. 배고픔을 자주 느끼거나 음식에 대한 열망이 큰 분도 아니고 하루 스케줄 속에 음식 섭취 일정이 여러 번 있으면 그 일정도 C님에게는 꽤 큰 스트레스로 작용할 수 있으니까요. 지금처럼 허기가 느껴지면 토마도나 두유 정도 드시고 저녁 먹기 전에 달걀찜이나 삶은 달걀, 샐러드를 먹고 100번씩 씹어서 천천히 드시는 것만으로도 과식, 폭식은 그다지 걱정하지 않아도 되겠네요. 운동은 어떻게 하셨어요?"

"아점을 먹고 식후 산책은 매일 했고 저녁 먹고는 일주일 동안 네 번 정도 나갔어요. 못 나간 날에는 제자리걸음, 선생님께서 알려 주신 제자리에서 무릎 드는 운동을 했어요."

"무릎 드는 니 업 운동은 한번 하면 얼마나 하셨어요?"

"그게 힘들더라고요. 한 5분 정도 한 거 같은데…."

"몸에 익숙해지기 전까지는 시간을 재면서 할게요. 이번 주에는 산책하러 나가지 못하면 10분 타이머를 맞춰 놓고 하세요. 아침저녁 요가는 해 보셨어요?"

"네. 아침에 일어나서 물을 마시고 요가를 했어요. 하루 못 했더니 종일 몸이 찌뿌둥하더라고요. 저녁에도 요가를 하고 자니까 잠도 더 잘 자고. 아침저녁으로 요가를 하니까 하루 종일 정신없는 것도 좀 덜 한 것 같아요. 산책이랑 일정이 추가됐는데도 마음이 좀 덜 바쁘다고 해야 하나? 이제는 제 시간을 만들 수 있을 것 같아요."

C 씨의 경우 이전에 본인도 모르게 먹던 습관을 멈추고 약간의 산책과 요가를 통해 유난히 부족했던 신체 활동을 늘리는 작업을 시작하자 체중 감소와 함께 몸과 마음의 여유도 되찾게 되었습니다. 평생 운동이라는 것을 제대로 해본 적 없는 C 씨였지만 이제는 본인의 의지로 주 3회 요가 학원도 등록했습니다. 음식 준비도 과거에는 항상 남편과 아이 먹을 걸 준비하며 혹은 남은 음식을 처리하면서 대충 입에 넣고 말았다면 이제는 달라졌습니다. 자신이 먹을 샐러드, 야채 두부찜처럼 C 씨 본인을 위한 식사를 준비하고 천천히 음미하며 먹습니다.

다이어트라면 무조건 배고프고 힘들게 운동해야만 가능할 줄 알았는데 생활 속 어렵지 않은 변화만으로도 좋은 성과를 이룰 수 있었습니다. 옷을 입을 때 허리둘레가 줄어드는 것이 느껴지더니 두 달 만에 허리둘레가 4인치나 감소하고 몸무게는 8킬로그램가량 감량했습니다. 그리고 살이 빠지는 몸의 변화뿐 아니라 마음의 변화도 컸습니다. 아이와 남편을 비롯한 주변인들은 C 씨가 이전보다 훨씬 밝아지고 활기차게 변했다며 기뻐했습니다. 이전에는 항상 피곤하고 은근히 짜증도 자주 내던 그녀였습니다. 최대한 숨기려고 해도 자신의 몸과 마음이 버거우니 짜증과 힘든 내색을 감출 수 없었고 가족들도 그녀의 눈치를 볼 수밖에 없었습니다. 가족을 위한 삶, 본인을 위한 시간은 최소화하는 삶이 아이와 남편을 위한 희생이라고 생각했었습니다. 하지만 이제는 엄마의 몸과 마음이 건강한 게 가족을 위한 최고의 선물이라는 사실을 잘 알고 있습니다. 면역 다이어트를 통해 C 씨와 그녀의 가족은 건강과 행복을 되찾을 수 있었습니다.

D 유형

C 유형과 마찬가지로 완벽주의자 성향의 계획형 인간인 D 유형은 식단과 운동을 비롯한 다이어트 루틴을 구체적으로 작성하여 실천하는 것이 오히려 스트레스가 덜할 수 있습니다. 타고난 기질 혹은 후천적인 영향이 더해져 긴장도, 불안도가 높은 유형의 경우 루틴이 정해져 있고 이를 예외 없이 지킬 때 불안이나 긴장이 감소하는 경향이 있습니다. 긴장과

면역 다이어트

불안은 루틴을 벗어나서 예측 불가능한 변수가 있을 때 커집니다. 루틴을 벗어나 예측하기 힘든 일들은 본인의 통제를 벗어나는 상황이기 때문에 긴장도와 불안도가 커지게 됩니다. 따라서 이런 분들은 오히려 수면과 식단, 운동을 비롯한 일상을 구체적으로 정하고 루틴을 실천하는 것이 스트레스가 덜할 수 있습니다.

C 유형과 달리 운동에 대해 긍정적인 D 유형의 경우 운동을 적극 이용하는 게 좋습니다. 단순히 체중 감량의 목적을 떠나서도 교감 신경 과항진, 완벽주의적 성향으로 인한 스트레스 해소 및 자율 신경계 균형 회복에 매우 효과적입니다. 스트레스는 활성 산소와 염증을 유발하고 이로 인해 손상 세포 및 노화 유발, 나아가 암까지 유발할 뿐 아니라 면역력도 저하시킵니다. 반면에 적당한 운동은 스트레스와 자율 신경계 불균형 해소에 도움을 주어 염증은 낮추고 근력과 면역력은 향상시킵니다.

하지만 역시나 주의할 점은 절대 무리해서는 안 됩니다. 뭐든지 열심히, 완벽하게 하고자 하는 마음이 큰 D 유형에서 운동 역시 즐기지 못하고 숙제처럼 하다가는 부상을 당하거나 중도에 지쳐버릴 위험이 있습니다. 예를 들어 헬스장에 가면 상하체 근력 운동에 유산소까지 최소 두 시간 이상 소요하고 매일 빠지지 않고 해야 한다는 강박에 시달려서 무리해서는 안 됩니다. 자신의 체력에 맞게 즐기며 운동할 수 있는 루틴을 구성하고 루틴을 지키는 데 있어 약간의 융통성을 발휘하시기를 바랍니다.

D 유형 실제 케이스

대기업 회사원으로 일하고 있는 40세 남성 D 씨는 몇 년 사이 몸 상태가 심각하게 나빠졌습니다. 부서 변경이 있기 전에는 유연 근무제로 출퇴근 시간이 자유로운 편이라 사이클도 타고 생활에 여유가 있었습니다. 코로나 시기로 집에 있으면서 살이 찐 사람들도 많다고 하지만 D 씨는 반대로 재택근무를 하며 워낙 건강에 관심이 많고 체중에 민감한 부인과 함께 생활하기에 오히려 체중도 더 빠졌었습니다. 하지만 재택근무가 끝나고 현재 팀으로 소속 부서가 바뀐 후 요즘은 평일 야근에, 주말에도 업무 관련 연락을 받습니다. 야근을 피하고자 아침 7시에 일찍 출근해 본 적도 있었지만 어차피 야근이라 일하는 시간만 더 길어지는 것 같아 요새는 그냥 9시에 출근해서 밤 10시가 다 되어 집으로 돌아옵니다. D 씨의 회사는 직원 복지 차원에서 아침, 점심, 저녁 식사 모두 회사에서 먹을 수 있고 점심 식사는 다섯 가지 메뉴를 선택해 먹을 수 있으며 샌드위치, 과일, 커피, 주스 등 항시 먹을 수 있는 음식이 갖춰져 있습니다. 물론 요즘 같아서는 직원 복지로 느껴지기보다는 최대한 일을 시키기 위한 일종의 사육 환경으로 느껴집니다. 회사에 준비된 음식 메뉴에는 샐러드나 야채 스틱같이 몸에 좋은 음식도 있지만 D 씨의 선택은 항상 김밥과 빵 종류였습니다. 운동도 전혀 하지 못한 지 한참 되었고 책상 앞에 앉아만 있으니 몇 년 사이 몸무게가 세 자릿수가 되었습니다.

문제는 체중만이 아니었습니다. 언제부터인가 두통과 소화 불량은 D 씨를 항상 따라다녔고 늦은 시간 퇴근해서는 너무 피곤한데 잠을 잘 자지 못하는 불면증에 시달렸습니다. 그러다 가슴이 두근거리고 심장이 쥐어짜는 듯한 증상까지 발생했습니다. 이러다 죽는 게 아닌가 싶어 응급실로 달려갔는데 다행히 심근 경색은 아니었습니다. 하지만 병원에서 잰 혈압이 190까지 올라 있었습니다. 응급실에서 혈압을 낮추기 위한 주사를 몇 번이나 맞고 난 후에 간신히 혈압을 낮출 수 있었습니다. D 씨가 고혈압 약까지 먹기 시작하자 부인은 이러다 과부가 될까 두렵다며 저희 병원에 남편을 억지로 끌고 왔습니다.

자율 신경계 검사와 혈액 검사 결과, 두뇌와 신체 스트레스 정도가 모두 높았고 코르티솔 호르몬과 DHEA-S 호르몬 비율cortisol/DHEA-S ratio도 증가한 것으로 나타났습니다. 교감 신경이 과도하게 항진되면 D 씨가 호소하는 가슴 두근거림(심계항진), 두통, 소화 불량 증상뿐 아니라 혈압 상승으로 인한 고혈압도 발생할 수 있습니다.

"스트레스가 많으신가 봐요."

"아무래도 일이 바쁘니까요."

"출퇴근 시간은 보통 어떻게 되세요?"

"9시까지 출근하고 야근이 많아요. 집에 오면 밤 10시 넘을 때가 많은 거 같아요."

"평일 식사는 거의 회사에서 하시겠네요. 집에서 야식 먹는 경우는 거의 없다고 하셨으니 먼저 회사에서 먹는 음식을 바꿔 볼게요. 샐러드나 야채 스틱 같은 건강한 음식들도 잘 갖춰져 있다고 하니 최대한 활용해 봅시다. 지금까지는 아침으로 주로 김밥이나 샌드위치, 커피를 드셨다고 했지요? 아침에는 커피에 삶은 달걀, 바나나 정도 괜찮으시겠어요? 커피는 아메리카노 혹은 라테 한 잔 정도요. 메뉴 선택이 가능하면 라테는 저지방 우유나 두유를 넣은 소이 라테가 좋습니다. 이 정도면 점심까지 포만감은 충분하실 거예요. 점심은 메뉴 제한이 엄격하지 않을 거예요. 다만 혈압에 좋지 않으니 짠 국물로 된 국밥류나 라면, 칼국수 같은 완전한 밀가루 음식은 피해 주세요. 점심 식사 후에는 10분이라도 꼭 걸어 주시고요. 그 정도는 가능하시지요?”

“네. 예전에는 점심을 먹고 30분 정도 산책했는데 요즘에는 마음이 급해서 밥만 먹고 와서 바로 일했거든요. 사실 그거 하나 안 하나 퇴근 시간에는 별 차이 없는데. 저녁도 그냥 책상에 앉아 일하면서 대충 먹어요.”

“저녁 메뉴도 역시나 김밥이나 빵 같은 거죠? 이제는 샐러드로 변경할게요. 샐러드에도 닭가슴살이나 구운 고기가 들어있는 거, 구운 두부나 버섯이 들어있는 거, 충분히 맛있고 포만감도 있는 것들이 많아요. 처음에는 낯설더라도 금방 익숙해지실 거예요.”

“네.”

“운동은 퇴근 시간이 너무 늦으니까 아침에 하는 것이 좋겠어요. 밤에 들어와서는 간단한 스트레칭과 명상부터 시작하고요. 현재는 몇 시에 일어나서 집에서 몇 시에 나가세요?”

“새벽 6시에 일어나서 8시에 나가요.”

“집에서 8시에 나가는데 엄청 일찍 일어나시네요? 일어나서 뭐 하세요? 식사도 회사 가서 하시잖이요.”

“아침에 뭐 좀 하느라….”

“뭐 하시는데요?”

“부동산 강의 듣고 책을 읽어요.”

“아. 미라클 모닝miracle morning 같은 거 하시는구나.”

“회사 좀 탈출해 보려고요.”

“종일 컴퓨터 앞에서 일하시면서 아침에도 컴퓨터로 강의를 들으시네요. 자기 계발도 중요하지만 지금은 건강을 회복하는 게 우선이니 일단은 좀 멈추도록 할게요. 대신 그 시간은 운동합시다. 신체 활동이 너무 없어요. 아침 운동으로 30분 정도 뛰는 거 어떠세요? 앞뒤로 스트레칭만 잘해 주면 지금 몸무게가 무릎 때문에 못 뛸 정도는 아닌데, 처음에는 아파트 헬스장 러닝 머신에서 연습하다가 나중에는 밖에서 뛰어도 좋아요. 러닝은 살 빼는 데 효과적일 뿐 아니라 D님처럼 긴장도가 높고 교감 신경이 과도하게 항진된 분들의 스트레스를 해소하는 데 너무 좋습니다. 불면증에도 좋고요. 가능하시겠어요?"

"네. 퇴근 후에 운동하는 건 안 될 거 같고 출근 전에는 할 수 있어요."

"너무 무리하지 마시고 다치지 않게 스트레칭 잘해 주시고요. 주말에도 나가서 많이 걸으세요. 일주일 후에 뵙겠습니다."

기본적으로 뭐든 열심히 하는 성격의 D 씨는 다이어트도 성실하게 수행했습니다. 먹는 것을 완전히 바꾸고 매일 유산소 운동까지 하니 체중도 빠르게 줄어들었습니다. 다만 D 씨의 완벽주의 성향이 걸림돌로 작용했습니다. 식단이나 운동이 계획에서 벗어나면 한 주를 포기해 버리는 모습을 보였습니다.

"4일은 운동도 식단도 잘하셨는데 3일은 하나도 안 지키셨네요. 무슨 일이 있었나요?"

"주말, 월요일, 화요일까지는 잘 지키다가 화요일 저녁에 야근하고 팀원끼리 뭘 먹으러 가자고 해서요. 빠지기에는 눈치 보여서 갔다가 많이 먹는 바람에 이번 주는 망했다고 생각하고 수요일부터는 안 했어요."

"화요일 저녁에 많이 드셨더라도 다음날부터 잘 지키면 됩니다. '이번 주는 망했다' 이런 건 없어요. 물론 식단이나 운동 계획을 최대한 지키려고 노력하는 건 필요하지만 설사 계획대로 못 지켰다 하더라도 개의치 말고 다음 것부터 지키면 돼요. 점심을 많이 먹었다 싶으면 저녁을 적게 먹으면 뇌고 저녁을 많이 먹었다 싶으면 저녁 스트레칭을 좀 더 하고 자면 되고 다음 날 잘 지키면 되는 거니까요."

"다음 주 목요일에도 회식이 있는데 어떡하죠?"

"술을 원하지 않는 사람은 마시지 않아도 되는 거죠?"

"네. 술은 안 마실 수 있는데 저녁에 샐러드 먹는 걸 못 지키니까요."

"괜찮아요. 저녁 약속이 있어서 평소보다 많이 먹어야 하는 상황이면 점심을 평소보다 덜 드시면 됩니다. 점심, 저녁 순서를 바꿔서 점심으로 샐러드를 먹어도 되고요. 그렇다고 점심을 너무 안 먹으면 저녁에 과식할 수도 있으니 아예 굶지는 마세요. 회식에 가기 전, 가볍게 야채 스틱이나 방울토마토 같은 걸 먹고 가셔도 좋습니다. 보통 회식 메뉴는 뭐예요?"

"고기 먹을 때가 제일 많고 회 먹을 때도 있고 다양해요."

"회식에 가서도 야채 두 장, 세 장에 고기를 싸 먹고 밥이나 냉면 같은 탄수화물은 먹지 마시고요. 100번 씹기로 천천히 씹어 먹으면 큰 문제 아닙니다. 다음 날 일어나서 유산소 운동을 하면 괜찮아요. 절대 이번처럼 한번 계획에 어긋났다고 '이번 주는 망했네' 하고 줄줄이 안 지키고 오시지만 않으면 됩니다. 아시겠죠?"

"네."

시간이 흐르며 체중 감소, 운동, 스트레스 완화 효과가 더불어 작용하며 D 씨의 고혈압은 빠르게 좋아졌습니다. 음식도 가볍게 먹고 식후 산책에 100번 씹기까지 실천하니 고질적인 소화 불량, 위식도염 증상이 사라진 것은 물론입니다.

면역 다이어트를 시작하기 전에는 '내가 이렇게 바쁜데 다이어트하고 운동할 시간이 어디 있어. 건강이 안 좋아진 건 맞지만 이렇게 일하면서 어떻게 건강을 챙겨' 하는 생각을 하고 있었기에 '건강 챙기면서 일하라'는 아내의 말도 실현 불가능한 것을 요구하는 잔소리로 느껴졌습니다. 하지만 주어진 상황 속에서도 충분히 변화가 가능하고 운동은 시간 날 때하는 것이 아니라 시간을 내서 하는 것이 맞았습니다. 매일 야근에 항상 피곤한 데 운동까지 시작할 엄두가 나지 않았지만 막상 시작하고 보니 운동을 통해 스트레스와 피로를 해소할 수 있었습니다. 다음 달부터는 실내 러닝 머신 위가 아닌 밖에서 뛰는 것을 계획하고 있습니다. 실내가 아닌 실외 러닝 은 D 씨의 스트레스 해소와 자율 신경계 균형 회복에 더 큰 도움을 줄 것으로 기대합니다.

벌써 D 씨의 혈압은 매우 좋아져서 현재는 혈압약 중단을 최종 목표로 감량 과정에 들어갔습니다. 약의 종류와 용량을 반으로 줄였는데도 혈압이 정상 수치로 잘 유지되고 있어 다음 달에는 지금보다도 훨씬 줄일 예정입니다. 면역 다이어트 를 통해 몸과 마음의 건강을 되찾아 가는 중입니다.

E 유형

자율 신경계 불균형 상태가 오랫동안 지속되어 아예 셧다 운 상태가 되거나 스트레스에 대응하는 호르몬이 지속적으 로 분비되다가 고갈 상태에 가까워지면 부신 피로 혹은 번아 웃 상태와 유사한 상태에 빠집니다. 그로 인해 일상생활을 영위할 체력도 부족하고 심리적 여력도 없으니 자주 누워 있 고 배달 음식을 시켜 먹고 다시 누워서 TV나 휴대 전화를 보 는 생활에 빠지기 쉽습니다.

주변에서 봤을 때는 게으르고 의지가 약해서 살찌는 거라고 오해할 소지가 있습니다. 정해진 아침 시간에 기상해서 식사하고, 운동하고, 주변 청소를 하고, 계획된 일을 하고, 정해진 시간에 잠자리에 드는 일상적인 생활 패턴이 무너져 있는 경우가 많기 때문입니다. 늦게까지 TV, 휴대 전화를 보며 야식을 시켜 먹고, 늦게 잔 만큼 다음날 늦게 일어나고, 규칙적으로 하는 운동이 없는 것은 물론이고 몸을 움직이는 것도 최소화하기 때문에 그다지 허기지지도 않아 제대로 된 식사를 잘 챙겨 먹지 않습니다. 그러다가 밤이 되면 또 고칼로리의 배달 음식이나 라면 같은 야식을 몰아 먹는 등 생활 패턴이 완전히 무너져 버린 경우가 많습니다.

이런 유형은 처음부터 무리한 계획을 잡고 다이어트를 시작하는 것보다 일단 '규칙적인 일상생활'을 회복하는 것이 우선입니다. 알람을 맞추고 정해진 시간에 일어나는 것부터 시작합니다. 이불을 개고 잠자리를 정리하고 밖에 나가지 않더라도 세수하고 잠옷 대신 다른 옷으로 갈아입습니다. 허기가 느껴지지 않더라도 두유와 달걀, 사과같이 가볍게라도 음식을 챙겨 먹습니다. 꼭 남들이 말하는 생산적인 활동이 아니더라도 가벼운 산책 겸 서점을 가거나 점심으로 먹을 음식을 사오는 것도 좋습니다. 특별한 일이 없어도 하루 한 번이라도 외출하고 특별히 배가 고프지 않아도 칼로리가 낮은 단백질과 식이 섬유소를 소량씩 자주 챙겨 먹는 게 잠든 대사를 깨우는 데 도움이 될 것입니다. 두부, 두유, 방울토마토 같은 저칼로리 단백질과 식이 섬유소를 이용하면 자주 먹는다고 해도 섭취 칼로리는 높지 않습니다. 이런 분들은 오히려 먹어야 살이 빠지게 됩니다.

E 유형 실제 케이스

31세 여성 E 씨는 어머니의 손에 이끌려서 저를 찾아왔습니다. 딸의 몸무게가 곧 세 자릿수가 될지 모른다며 어떻게 좀 해 달라고 애원하는 어머니 옆에서 E 씨의 표정은 무감각해 보였습니다.

"얘가 엄청 날씬한 건 아니었어도 통통하고 예뻤어요. 그런데 시험 준비하면서 살이 찌더니 이렇게까지 됐어요. 맨날 집에서 먹고 자고 하니까. 제가 살 빼라고 일부러 건강식으로 준비해 줘도 하나도 먹지 않고 밤에 혼자 치킨 같은 살찌는 음식을 시켜 먹고. 얘 아빠도 진짜 큰일이라고 난리예요."

깊은 속마음을 나누기 위해 어머니 없이 진료를 보기로 했습니다. 3년 넘게 공무원 시험을 준비했지만 최종적으로 합격하지 못한 E 씨는 현재 아주 무기력한 상태였습니다. 현재는 특별한 일을 하지 않으며 취업을 준비하고 있다고 했는데 생활이 무척이나 불규칙했습니다. 부모님을 실망시켜 드렸다는 생각에 집에서 마주치는 것도 불편해서 부모님이 집에 계시는 동안에는 본인 방에서 거의 나오지 않고 생활하다 부모님이 출근한 사이, 잠든 시간에 활동했습니다. 함께 밥 먹는 것도 불편해서 저녁을 먹지 않고 굶다가 모두 잠든 야밤에 몰래 배달 음식을 시켜 폭식하곤 했습니다.

"자율 신경계 검사뿐 아니라 혈액 검사상에서도 부신 호르몬이 거의 고갈된 부신 피로 상태네요. 스트레스가 많으셨나 봐요. 시험 준비라는 것이 정말 스트레스죠. 취업 준비도 마찬가지고요. 결과를 보장받는 일이 아니니까 아주 불안하고 힘들죠. 그런 스트레스가 오랜 시간 지속되면서 현재 E님의 몸과 마음이 많이 지쳐 있네요. 다이어트를 하려고 해도 에너지가 있어야 가능한데 당장은 살을 빼는 것보다도 에너지와 일상생활을 회복하는 게 먼저일 것 같아요. 보통 몇 시에 일어나세요? 굉장히 불규칙적이죠?"

"네…"

"문진표를 보면 취침 시간, 기상 시간, 식사 시간이 다 너무 불규칙적이네요. 하루 종일 집 밖에 나가지 않는 날도 많으시고…. 망가진 대사를 살리기 위해서 자고, 일어나고, 세수하고, 식사하는 가장 기본적인 것부터 회복해 보도록 합시다! 이제부터는 알람을 맞춰서 일어날 거예요. 시간이 너무 이르지 않아도 괜찮아요. 지금은 오후에 일어날 때도 많으니 먼저 오전 10시에 기상하는 것부터 시작해 봅시다. 밤에 늦게 자지 않기 위해서 낮잠은 자지 않을게요. 일어나서 세수하고 잘 때 입었던 옷이 아닌 외출복으로 옷을 갈아입어야 해요. 잠옷을 입고 있으면 다시 쉽게 눕고 종일 집에서 생활하게 되니까요. 밥도 지금은 종일 굶다가 밤에 몰아 먹는 상태네요. 이제는 하루 두 번 식사를 챙겨 먹을 건데요. 시간은 오전 중에 한 번, 저녁에 한 번 먹을 건데 늦어도 저녁 8시 전에 드세요. 처음에는 음식 종류를 제한하지는 않을 거고 딱 하나! 배달 음식은 안 됩니다. 차라리 밖에 나가서 사 오는 건 괜찮아요. 배달 앱은 지우세요. 그리고 매일 하루 30분 이상 외출하세요. 특별한 일이 없더라도 그냥 산책해도 되고 카페나 서점에 다녀와도 좋아요. 지금 말한 것들을 매일 잘 지켰는지 체크해

면역 다이어트

오세요. 다음 주에 뵙겠습니다."

다이어트 병원이니 식단이나 운동을 시킬 것으로 예측했던 E 씨는 예상을 벗어난 처방을 받았습니다.

· 오전 10시 알람 맞춰 기상
· 세수 및 환복
· 오전/오후 식사 챙겨 먹기
· 낮잠 금지
· 하루 30분 이상 외출

"자, 한 주간 잘 지키셨는지 볼까요? 알람 맞춰 기상하고 세수, 환복하고 낮잠 안 자는 거 하루 빼고 잘 지키셨네요. 이 날은 왜 못 지키셨어요?"

"토요일은 부모님이 출근하지 않으시는 날이라 좀 불편해서 방에 있다 보니까 그냥 다시 잤어요."

"그렇구나. 그럼 주말에 부모님 계실 때는 공복 유산소 어때요? 일어나서 E님이 밖으로 나가는 걸로요. 밤에 자기 전에 텀블러에 물을 담아서 옆에 두고 자고 아침에 일어나서 모자 쓰고 물만 챙겨서 나가세요. 나가서 좀 걷고 샐러드나 샌드위치 같은 걸로 오전 식사까지 하면 되겠어요."

"네. 시도해 볼게요."

"확실히 아침에 일어나서 세수하고 외출하는 일상 규칙이 지켜지지 않은 날에 많이 드셨네요. 야식도 시켜 드시고요."

"네. 토요일에 계속 누워서 자다 깨다 하다 보니 나길 타이밍도 놓치고 밥도 못 먹고 해서요. 지웠던 배달 앱을 다시 깔고 밤에 시켜 먹었어요."

"그래도 나머지 날은 잘하셨어요. 외출해서는 주로 뭐 하셨어요?"

"산책도 하고 카페에 가기도 했어요."

"좋아요. 전시를 좋아하면 미술관도 가고 즐겨 보세요. 나오기가 어렵지 막상 나오면 좋으시죠?"

"네."

"해 뜨면 일어나서 때 되면 식사하고 몸을 움직이는 게 별거 아닌 것 같아도 이렇게 일상을 회복하다 보면 잠들어 있던 대사도 서서히 깨어나기 시작할 거예요. 무리하지 않고 하나씩 E님의 건강에 도움이 되는 활동들을 추가할 겁니다. 식단관련된 거 하나, 신체 움직임 관련된 거 하나씩 추가할게요. 먹는 거 관련해서는 식사하기 전에 방울토마토 10알을 먼저 먹읍시다. 제가 E님의 식사 종류나 양에 대해서는 전혀 제약하지 않았었죠. 그저 식사 시간을 정해 놓고 하루 두 번 먹는 것만 지켜 달라고 했지요. 이번에도 식사 종류나 양을 제한하지는 않을게요. 대신 식사하기 전에 방울토마토 10알을 먼저 드세요. 천천히 꼭꼭 씹어서요. 생야채 섭취가 부족한 걸 채울 수 있고 포만감을 줘서 식사량을 줄이는 데 도움이 될 거예요. 혹시 밤에 허기진다는 생각이 들면 역시나 방울토마토 10알을 먼저 100번 씹기로 드세요. 운동 관련해서는 저녁 스트레칭 딱 10분만 하겠습니다. 유튜브 보면서 따라 할게요."

E 씨의 경우 수년간 매진한 공무원 시험에 실패하면서 자존감도 많이 떨어진 상태라 일상에서 '작은 성취'를 이루며 성취감을 느끼는 게 가장 필요했습니다. 한번은 아침부터 저녁까지 운동이며 인터넷 자기 계발 강의, 취업을 위한 공부까지 하루를 꽉 채우는 무리한 계획을 세워 실천하려 했지만 하루만에 없던 일이 되었습니다. E 씨에게는 아직 그럴 만한 몸과 마음의 에너지가 부족한 상태였습니다. 하루 대부분의 시간을 누워서 보내다 폭식하고 난 후에는 E 씨 역시 스스로를 자책했습니다. 자책 후에는 스트레스로 또 음식을 찾는 악순환이 반복되었습니다.

정해진 시간에 일어나서 세수하고 옷을 갈아입고 식사를 제시간에 챙겨 먹는 일이 아주 당연한 사소한 일이라고 생각될 수도 있지만 몸과 마음의 에너지가 바닥난 사람에게는 쉽지 않은 일임을 인정해 주는 것이 필요합니다. 그리고 그것을 해내는 '작은 성취'를 통해 성취감을 획득하고 징돈된 일상을 회복함으로써 몸과 마음의 면역력을 회복할 수 있습니다. 망가진 대사를 회복하기 위한 과정이기도 합니다.

스트레스성 폭식을 멈추고 신체 활동량을 점차 늘려 망가졌던 대사 상태와 일상을 회복하자 체중은 자연스럽게 빠졌습니다. 결국 E 씨는 석 달도 되지 않아 10킬로그램을 감량했습니다.

"10킬로그램 감량 축하해요."

"처음에는 정말 살이 빠질지 의심했었어요. 무슨 다이어트 병원이 뭐 먹지 말라는 말도 없고, 운동하라는 말도 없고, 일어나서 세수하라고 하고, 오히려 뭐 먹으라고 하고. 이게 뭔가 싶었는데 다 선생님 덕분이에요. 감사합니다."

면역 다이어트를 통해 몸과 마음의 면역력을 회복하게 된 E 씨가 이제 인생의 다음 챕터로 나아갈 에너지가 생겼으니 참으로 다행입니다.

F 유형

E 유형과 마찬가지로 F 유형도 현재 몸과 마음의 힘듦을 견딜 수 있는 방어력이 떨어진 상태에서 무리한 다이어트를 하면 얼마 지속하지 못하고 다시 실패의 경험만 쌓게 됩니다. 따라서 매일 작은 것부터 성취하는 경험을 쌓으며 몸과 마음의 회복과 다이어트를 서서히 병행합니다. 역시나 '규칙적인 일상을 정상화'하는 것이 우선입니다. 일정한 시간에 취침하고 기상하며 씻고 주변을 정리하고 배고프지 않더라도 때가 되면 영양소 균형을 이룬 식사를 하고 간단하게 외출하는 일상을 영위함으로써 잠든 대사를 깨우고 몸과 마음을 회복할 수 있습니다.

E 유형과 달리 운동에 대한 거부감이 없고 과거 운동에 대한 긍정적인 경험이 있으신 분이라면 운동을 시작하십시오. 집에서 하는 운동보다는 밖에 나가서 하는 운동을 권장합니다. 집에 있으면 자꾸만 눕고 싶고 야식, 배달 음식같이 충동적인 음식 섭취를 할 가능성이 높아지기 때문입니다. 헬스장에 가서 고강도의 운동을 바로 시작할 필요는 없습니다. 천천히 사이클을 타며 휴대 전화로 유튜브를 보더라도 최대한 집

에 머무는 시간을 줄이는 게 좋습니다. 집에서 폭식하고 누워 자는 기회를 차단하는 것이 중요합니다. 그러다가 어느 정도 적응이 되면 운동 강도를 늘립니다. 스트레스로 인한 보상적 음식 섭취를 대체하기 위한 스트레스 해소법으로 운동은 매우 추천하는 방법입니다. F 유형의 경우 서서히 몸과 마음을 회복한 후 운동을 통해 스트레스를 관리하면 부정적 감정에 의한 음식 섭취, 즉 이모셔널 이팅을 운동으로 충분히 예방할 수 있습니다.

F 유형 실제 케이스

43세 여성 F 씨는 넉 달 전에 일을 그만두고 가정주부가 되었습니다. 사실 '가정주부'라는 말이 무색하게 음식이나 빨래, 청소 같은 집안일을 하지는 않습니다. F 씨는 결혼은 했지만 자녀가 없습니다. 그래서 집안일이 많지 않지만 현재는 그 적은 집안일도 거의 퇴근한 남편의 몫입니다. 음식은 거의 배달 음식으로 먹고 남편이 가끔 치운다고는 하지만 집안이 어수선하고 정돈되지 못한 지 꽤 시간이 흘렀습니다. 본래 F 씨는 깔끔하고 부지런한 성격으로 직장 일을 하면서도 집을 아주 깨끗하게 유지했었는데 올해 초부터 몸이 피로하고 컨디션이 나빠지기 시작하면서 많이 달라졌습니다. 일을 관두고 쉬면 좀 나아지려나 했는데 넉 달 전에 직장을 그만두고 나서도 컨디션은 여전히 좋지 않습니다. 오히려 직장에 다닐 때는 규칙적인 생활이라도 했지만 요즘은 자는 시간도 들쑥날쑥하고 거의 누워서 지내는 시간이 많습니다. F 씨가 하는 집안일은 빨래 정도인데 세탁기와 건조기가 있지만 그마저도 귀찮고 버거울 정도로 현재는 만사가 귀찮고 몸이 물먹은 솜처럼 무겁기만 합니다.

남편은 F 씨에게 일을 하지 않아도 좋으니 집에만 있지 말고 나가서 운동도 다니고 취미 생활도 하라고 합니다. 하지만 F 씨에게는 잔소리로 들릴 뿐입니다. '내일부터는 정신 차려야지. 내일은 남편 출근할 때 일어나서 배웅이라도 하고 나가서 헬스장도 등록하고 장 봐서 남편 저녁도 차려줘야지' 다짐을 하지만 막상 눈을 뜨면 손가락 하나 움직일 에너지가 없습니다. '일어나야지. 10분만 누워 있다가 진짜 일어나야지' 여러 차례 자신을 타일러도 누워서 휴대 전화를 하다 보면 시간이 몇 시간 흘러 있습니다. 너무 오래 누워 있어서 허리가 아프기 시작할 즈음이면 일어나서 안마기로 자리를 옮겨 TV

를 봅니다. 때로는 화장실에 가는 것도 귀찮아서 소변을 참을 때도 있습니다. 그렇게 시간을 흘려보내다 보면 퇴근한 남편이 돌아옵니다. 남편 저녁 식사는 당연히 준비되어 있지 않으니 거의 배달 음식으로 저녁을 해결했습니다. 처음에는 주말이면 장도 보고 그냥 김치에 밥 먹자고 하던 남편도 이제는 퇴근하면 씻으러 들어가기 전 당연하다는 듯 "뭐 시킬까?"라고 묻습니다. 과거에는 함께 저녁 산책도 하고 주말이면 데이트를 나가서 많이 걸었는데 이제는 맨날 고칼로리 배달 음식을 시켜 먹고 바로 누워 자다 보니 남편도 최근 들어 배가 많이 나왔습니다.

그렇게 시간이 흘러 남편 회사에서 제공하는 건강 검진을 받은 후 심각함을 느낀 F 씨 부부는 저를 찾아왔습니다.

"F님은 전 당뇨에 남편분은 수치상 이미 당뇨병에 고혈압이네요. 두 분 다 지방간에… 건강 관리에 소홀한 채로 지내오셨군요."

"사실 저희가 시험관 시술을 한다고 3년은 건강 관리를 정말 열심히 했어요. 몸에 좋지 않은 건 먹지 않고 운동도 열심히 하고 남편은 담배도 끊었었어요. 그런데 결국 잘 안돼 마지막 수정란까지 다 쓰고 작년에는 이제 그만하고 그냥 둘이 살자 하게 됐죠. 그러고 나서 3년 동안 참았던 술도 마시고 몸에 안 좋은 것도 막 먹고 하다 보니까 많이 망가졌어요."

"부인은 몸도 마음도 많이 지치신 것 같아요. 시험관 시술이라는 게 남편분도 물론 옆에서 힘드셨겠지만 아무래도 부인이 훨씬 힘든 과정이긴 하죠. 호르몬 주사 맞고 난자 채취하고 다시 수정란 이식하고. 3년간 그 과정을 반복하셨으니 몸도 마음도 많이 상하셨을 겁니다."

"네. 시험관 시술을 하는 동안에는 희망이 있어서 그랬는지 견딜 수 있었어요. 그런데 다 끝나고 나니 그때부터 여기저기 다 아프더라고요. 시험관 시술을 하면서는 오히려 휴직도 안 하고 연차를 쓰면서 했는데 올 초부터는 몸이 너무 안 좋아져서 결국 일도 그만뒀어요."

"일을 그만두고 나서 생활이 아주 불규칙하시죠? 수면 시간은 어떠세요?"

"아주 불규칙하죠. 밤에는 잠이 잘 안 와요."

"아침에 늦게 일어나고 원하면 낮잠도 자고 나가서 햇볕도 안 쬐니 몸의 리듬이 무너질 수밖에 없죠. 신체 움직임도 너무 적고요. 식사는 거의 빵, 과자, 밤에는 배달 음식, 라면 같은 인스턴트만 드시네요. 예전에도 식생활이 비슷했나요? 아니면 먹는 것도 시험관 시술을 그만두면서 달라지신 건가요?"

"완전히 달라졌어요. 직장일을 하면서는 요리해서 만들어 먹었어요. 도시락도 싸서 다녔고요. 착상에 좋은 음식을 챙겨 먹고 야채 주스도 매일 갈아 마시고요. 지금은 몸이 힘들어서 요리하지 못하겠어요."

"직접 요리하지 않아도 충분히 지금보다 건강하게 먹을 수 있어요. 아시다시피 요즘은 배달 음식으로 샐러드나 다이어트 도시락도 잘 되어 있잖아요. 새벽 배송도 그렇고. 처음에는 배달이나 배송 도움을 받다가 천천히 할 수 있는 것들은 스스로 하는 방향으로 바꿔가면 됩니다."

"저는 원래 야채, 담백한 음식 같은 건강식을 좋아해요. 요즘 시켜 먹는 치킨, 돈가스, 족발 이런 음식들은 남편이 좋아하는 음식이에요. 그냥 남편이 퇴근해서 먹고 싶은 거 먹으라고 좋아하는 거 배달시켜요. 시켰으니까 저도 같이 먹게 되는 거고요. 남편 오기 전에는 거의 먹은 것이 없으니까 먹기 시작하면 많이 먹게 되고요."

"다이어트할 때 같이 사는 사람이 응원해 주고 동참해 주는 것이 중요해요. 옆에서 먹으면 참기가 쉽지 않죠. 남편분도 함께 식단 하실 거죠?"

"그럼요. 저도 치킨, 피자 이런 거 먹고 싶지 않아요. 시험관 시술을 하면서 부인이 해 줬던 음식이 소화도 훨씬 잘 되고 좋았어요. 지금은 시켜 먹으려고 해도 딱히 새로운 것이 없어서 맨날 치킨 아니면 중국 음식 이런 걸 돌려 먹는 거지 저는 그냥 김치 하나만 있어도 밥 잘 먹어요."

"다행이네요. 그럼 이번 주는 배달, 배송만으로도 충분히 구현할 수 있는 건강 식단을 시도해 볼게요. 배달 음식은 샐러드, 포케 정도만 됩니다. 소스는 반만 넣어 드세요. 오늘 바로 방울토마토, 달걀, 무가당 두유, 사과를 주문하세요. 오늘 시키면 새벽 배송으로 내일 받을 수 있잖아요. 방울토마토는 영양 성분도 좋고 저칼로리에 무엇보다 손질과 보관이 편해요. 달걀도 직접 삶기 귀찮으니까 구운란, 반숙란 등 삶은 걸 시켜 드세요. 사과도 정 귀찮으면 세척 사과를 드시면 됩니다. 시간이 지나서 몸과 마음의 에너지가 생기면 야채찜을 해서 드시면 좋아요. 찜기가 없어도 그릇에 당근, 양배추, 호박 같은 야채, 버섯, 두부를 넣고 물은 바닥에 살짝 깔릴 정도만 넣어 전자레인지에 7분 정도만 돌리면 완성이에요. 계란찜처럼 전자레인지로도 할 수 있는 간단하고 맛있는 요리들이 많아요. 그럼 운동도 정해 봅시다. 지금은 F님의 에너지가 너무 부족하기 때문에 갑자기 무리한 운동을 하게 되면 역효과가 날 수 있어요. 가벼운 산책부터 시작하면 좋겠습니다."

"원래 저희가 운동도 좋아했어요. 연애 때부터 같이 크로스핏도 했었고 배드민턴도 치고요."

"F님 혼자 하는 운동과 남편분과 함께하는 운동을 분리하면 좋겠어요. 함께하는 운동도 좋지만 서로의 스케줄이 안 될 때는 혼자서도 할 수 있는 활동이 필요해요. 남편분 출근하고 난 후 F님 혼자 햇볕을 쬐는 산책을 하세요. 라디오나 음악을 들으면서 걸으면 집에 누워 있는 것보다 훨씬 컨디션이 좋아질 거예요. 저녁에는 남편분이랑 저녁 먹고 함께하면 되겠네요. 산책부터 시작하고 가능하면 배드민턴은 함께하면 좋겠어요."

"네. 저도 바라는 바예요. 제가 나가서 좀 걷고 주말에 나가자고 해도 아내가 항상 거절하거든요."

F 씨의 남편이 아주 적극적이었습니다. 전 적극적인 남편분이 달갑기도 하지만 한편으로는 염려가 되었습니다.

"남편분이 함께할 의지가 강하신 건 좋은 일이면서도 저는 약간 걱정도 돼요. F님은 몸과 마음이 많이 지친 상태니까 절대로 처음부터 압박해서는 안 됩니다. F님도 지금 생활에서 벗어나 먹는 것도 바꾸고 운동도 할 거다 하시지만 막상 집에 가서는 실천하기 어려울 수도 있어요. 그런데 옆에서 왜 약속한 대로 먹지 않느냐, 운동도 산책도 배드민턴도 해야지 하면 서로 스트레스를 받고 갈등이 생길 수 있어요. F님이 게 으르고 의지가 약한 사람이라서 그런 게 아니라 지금은 치료 와 회복이 필요한 상태니까 옆에서 여유를 가지고 기다려 주 세요. F님 본인도 마찬가지예요. 물론 식단이나 운동, 생활에 서 변화하기로 한 사항들을 소홀히 하고 쉽게 어겨도 된다는 말은 아니지만 설사 지키지 못했다고 하더라도 너무 자책하 거나 포기하려고 하면 안 됩니다. 스스로에게 회복할 시간을 주세요. 점차 나아질 겁니다. 무슨 뜻인지 아시죠?"

"네…."

예상대로 F 씨는 얘기된 사항들을 잘 지켜오는 날도 있었 고 잘 지키지 못하는 날도 있었습니다. 하지만 무리하지 않고 남편을 비롯한 주변 사람들, 그리고 본인 스스로가 자신을 믿 고 기다린 덕분에 점차 예전의 모습을 회복할 수 있었습니다.

무리하지 않고 일상의 작은 것들부터 변화를 시작했습니 다. 규칙적인 시간에 일어나고 정해진 시간에 좋아하는 라디 오 프로그램을 청취하며 산책하는 루틴을 만들었습니다. 배달 음식을 먹고 외식을 하더라도 샐러드나 편백찜 같은 몸에 좋은 음식을 먹으려고 노력했고 저녁에는 남편과 배드민턴도 쳤습니다. 별거 아닌 것 같지만 이런 변화들이 모여 F 씨의 몸과 마음이 서서히 회복되고 그와 함께 살도 자연스럽게 빠졌습니다.

몸이 가벼워지니 미뤄 두었던 집안일을 할 수 있는 여력도 생겼습니다. 집안도 정돈된 모습을 되찾았고 샐러드 정도는 배달 대신 F 씨가 직접 준비할 수 있게 되었습니다. 본래 운동을 좋아했던 F 씨는 이제 수영도 배우기 시작했습니다. F 씨와 함께한 남편 역시 살도 빠지고 건강도 좋아졌습니다. 힘든 시간을 겪었던 부부는 면역 다이어트를 통해 건강한 일상을 회복했습니다.

G 유형

모든 일에 완벽을 추구하고 스트레스를 지속적으로 받다 보니 일종의 번아웃 상태, 스트레스 호르몬도 더 이상 분비될 것 없이 거의 고갈된 부신 피로 상태인 G 유형은 겨우겨우 버티고 있거나 이제는 무언가를 열심히 할 몸과 마음의 힘이 남아 있지 않은 상태일 가능성이 높습니다.

남아 있는 힘을 쥐어짜서 직장이나 가정생활을 버티고 있다면 일단은 휴식과 회복이 필요합니다. 다만 휴식과 회복은 규칙적인 생활 안에서 이루어집니다. 가공식품, 배달 음식을 먹고 다음 날 늦게까지 자고 누워 있다고 해서 휴식이 아닙니다. 정해진 시간에 기상하고 양질의 단백질과 신선한 야채로 구성된 식사를 하고 해를 보고 몸을 움직이는 것이 진정한 휴식과 회복에 필수입니다.

따라서 G 유형의 경우 무리한 스케줄을 소화하며 버티고 있다면 일단 업무 강도를 낮추기 바랍니다. 직장 업무 등 도저히 어쩔 수 없는 부분이 있더라도 현재의 몸 상태를 인정하고 가능한 선에서 스케줄을 정리해야 합니다. 그리고 이미 버티다 못해 모든 것을 놓아 버리고 퍼져 버린 자동차처럼 무기력한 상태라면 일단 '규칙적인 일상'부터 회복하도록 합니다.

양질의 단백질과 비타민, 미네랄이 풍부한 신선한 야채를 챙겨 먹는 것이 필요한데 현재 상태로는 식사를 준비하는 과정이 버겁게 느껴질 수 있습니다. 이럴 땐 현대 문명을 충분히 이용합니다. 무가당 두유, 세척 손질된 샐러드, 세척 사과, 구운 계란, 반숙란을 주문하면 다음 날 새벽에 도착합니다.

노동은 줄이되 산책, 스트레칭, 가벼운 운동 같은 신체 활동은 늘려야 합니다. 식단도, 운동도 '무리하지 않고, 규칙적으로' 하는 것이 중요합니다.

G 유형 실제 케이스

수학 강사인 40세 여성 G 씨는 최근에 수업을 줄이고 있습니다. 일대일 수업을 하는 G 씨는 작년까지만 하더라도 요청이 들어오는 대로 거절하지 않고 학생을 받았습니다. 꼼꼼하고 열정적으로 아이들을 가르친다는 입소문이 나면서 수업 의뢰는 점점 늘었습니다. 그러다 보니 일주일 내내 하루 12시간 이상 수업을 하는 지경에 이르렀습니다. 물 들어올 때 노를 저어야 한다, 언제 일이 끊길지 모른다는 불안감으로 몸에 무리가 와도 수업을 줄일 수 없었습니다. 밥 먹을 시간도 없이 수면 시간을 줄이며 일을 한 지 몇 년이 지나자, 몸의 여기저기에 이상 신호가 나타나기 시작했습니다. 작년까지는 버티고 버텼는데 올해는 40대가 되어서 그런지 몸과 정신이 도저히 버틸 수 없는 상태에 이르렀습니다. 피부병이 생겨서 두드러기가 나타났다 사라지기를 반복했고 한동안은 두통에 병원에서 각종 검사를 해도 특별한 원인이 없는 어지럼증으로 고생했습니다. 그러다 올해 초, 난소 혹으로 수술까지 받으면서 이러다 정말 큰일 나겠다 싶었던 G 씨는 수업을 거의 반으로 확 줄였습니다.

일을 많이 줄이긴 했지만 G 씨의 컨디션은 쉽게 회복되지 않았습니다. 타고난 모범생에 워낙 쉬지 않고 일하는 것에 익숙해진 그녀는 건강해지기 위한 식단과 운동 스케줄을 빼곡하게 채웠습니다. 건강식과 영양제를 챙겨 먹고 운동도 근력 운동에 유산소까지 정말 열심히 하는데도 몸 상태는 전혀 나아지지 않았습니다. 심하게 피곤했고 올해만 대상 포진이 두 번 걸렸습니다.

"선생님, 제가 올 초에 난소 수술하고 건강 관리를 진짜 열심히 하고 있거든요. 그런데 몸 상태가 나아지질 않고 점점 더 안 좋아지는 것 같아요. 뭐가 문제일까요?"

"진짜 열심히 하고 있는 것이 문제입니다."

"네? 그게 무슨 뜻이죠?"

"현재 몸과 마음의 상태에 맞지 않게 무리하고 있는 게 문제라는 말입니다. G님이 건강해지기 위해 하고 있는 것들이 오히려 G님의 몸과 마음이 휴식할 여유를 주지 않네요. 식단을 보면 음식 재료 손질하고 요리하는 시간도 꽤 걸리겠어요. 야채 주스에, 오트밀에, 마녀 수프에, 두유에, 그릭 요거트까지 직접 만들어 드세요?"

"건강에 좋다고 해서요…"

"운동도 일처럼 열심히 하시네요. 주 2회 헬스 PT 수업에 요가, 필라테스, 댄스까지? 이걸 다 하시는 거예요?"

"헬스장 그룹 수업으로 요가, 필라테스, 스피닝 같은 수업을 들을 수 있어요. 그래서 PT 수업 없는 날은 헬스장에 가서 개인 운동을 하고 그룹 수업을 듣고 있어요."

"원래 운동을 좋아하세요? 지금 운동하는 건 어떠세요?"

"저는 운동을 싫어해요. 건강을 위해서 해야 한다니까 어쩔 수 없이 하는 거죠. 운동하고 오면 몸이 벌벌 떨릴 정도로 힘들어서 수업 전에 누워서 좀 자야 해요."

"몸을 건강하게 하기 위한 운동이 아니라 몸을 학대하는 것에 가깝네요. 이래서 올 한 해 두 번이나 대상 포진에 걸릴 만큼 면역력이 떨어지셨군요. 식단이나 운동하는 거에 비해 살이 빠지지 않고 건강도 별로 좋아지지 않는 이유는 휴식이 부족한 요인이 커요. 만성적인 스트레스 호르몬의 분비는 스테로이드를 장기간 복용한 것처럼 면역력을 떨어뜨리고 살도

찌게 만들거든요. 질병 때문에 스테로이드를 장기간 복용하는 환자에서 대상 포진 감염이 호발하는 것도 같은 이유입니다. 고농도 스테로이드 치료는 일종의 면역 억제제 치료거든요. 면역력 저하는 암 발생과도 깊은 연관이 있습니다. 대상 포진에 걸린다는 건 몸이 보내는 경고예요. 심각하게 면역력이 떨어져 있다는 경고요. 이 경고를 무시하면 나중에는 암과 같은 무서운 결과로 이어지게 될 겁니다."

"암이요? 듣기만 해도 무서워요. 제가 어떻게 하면 될까요, 선생님?"

"식단도, 운동도 그만두세요."

"네?"

"황당하죠? 무슨 의사가 건강해지려면 건강한 음식을 챙겨 먹는 것도, 운동도 하지 말라고 하다니. 이게 정말 맞는 건지 의심도 드실 거예요. 하지만 믿고 내려놓기를 해 보세요. 건강한 음식을 만들어 먹어야 하고 싫어도 운동을 해야 한다는 강박적인 마음을 내려놓으면 오히려 건강해질 겁니다. 그래도 규칙적인 일상은 이어가야 해요. 일정을 무리하게 채우지 않는 선에서 일정한 시간에 일어나고, 식사하고, 걷고, 일하고, 일정한 시간에 잠자리에 드세요."

"네."

"먼저 식단은 스스로 만들어 먹는 것도 좋지만 그건 에너지를 회복한 이후에 하도록 하고 당장은 현대 문명의 도움을 받겠습니다. 요즘은 배송 시스템도 잘 되어 있으니 활용해 보도록 합시다. 그리고 직접 요리를 해서 머더라도 간편한 방법도 많아요. 손질 세척되어 나오는 재료들을 이용하고 간편한 찜기나 전자레인지 같은 기계의 도움을 받는 것이 좋아요. 운동도 하기 싫은 PT를 억지로 하는 건 중단하도록 할게요. 아까 요가가 제일 할 만하다고 하셨죠? 요가 수업은 주 2회 정도만 유지하고 나머지는 집에서 유튜브를 보면서 매일 30분 정도만 하겠습니다. 운동을 줄이는 대신 그 시간은 산책과 스트레칭으로 대신하겠습니다."

다음에 만난 G 씨는 이전보다 컨디션이 훨씬 좋아 보였습니다.

"좀 어떠세요?"

"훨씬 나아졌어요. 제 성격상 이전에 해 오던 것들을 내려놓고 그만하는 일이 쉽지만은 않았어요. 왠지 안 하면 안 될 거 같고 내가 직접 해야 할 것 같았는데 그래도 하나씩 내려놓다 보니 괜찮더라고요. 신기한 게 운동도 줄이고 식단을 널

널하게 하는데도 오히려 건강도 좋아지고 체중도 2킬로그램 정도 빠졌어요. 붓는 것도 없어지고요.”

우리 몸의 에너지 대사와 수준이 정상화되면 몸은 자연스럽게 적정 체중으로 가게 됩니다. 무리한 운동이나 엄격한 식단이 때로는 독이 될 수 있습니다. 몸에 좋다는 음식 섭취와 운동도 좋다고 무조건 따라 해서는 안 됩니다. 뭐든 열심히 하는 것만이 능사가 아닙니다. 맞지 않는 운동과 식단은 오히려 면역력을 떨어뜨리고 건강을 해칠 수 있습니다. 현재 본인의 몸과 마음의 건강 상태에 적합한 면역 다이어트가 필요한 이유입니다.

H 유형

G 유형과 마찬가지로 H 유형도 몸과 마음의 에너지가 거의 고갈되었지만 겨우 버티고 있거나 이미 번아웃, 부신 피로 상태에 빠졌을 가능성이 큽니다. 이런 경우에 무리한 다이어트를 계획하면 건강만 더 상하고 중간에 포기할 확률이 높습니다. 식단과 운동, 취침과 기상 같은 생활의 루틴을 정하고 규칙적으로 일상을 이어가는 대신 처음에는 강도를 낮게 해

서 서서히 높여 가야 합니다.

잠든 대사를 깨우고 몸과 마음의 건강과 회복을 위해서는 양질의 단백질과 항산화, 항염 효과를 가진 파이토케미컬이 풍부한 야채 과일을 소량씩 자주 챙겨 먹는 게 좋습니다. 다이어트한다고 갑자기 먹는 양과 횟수를 무리해서 줄이면 잠든 대사를 깨울 수 없을 뿐 아니라 오히려 더 깊게 잠재울 수 있습니다.

G 유형보다 운동에 대해 긍정적인 H 유형의 경우 운동을 다이어트와 건강 회복에 적극적으로 이용해도 좋습니다. 하지만 현재는 몸과 마음의 에너지가 크게 떨어져 있으므로 처음부터 무리해서는 안 됩니다. 운동을 무리하게 해서 에너지를 소진하고 나머지 시간에는 완전히 퍼질러 누워 있는 건 다이어트에도, 건강 회복에도 해롭습니다. 예를 들어 주 2회 PT를 받으면서 엄청난 고강도 근력 운동과 유산소까지 두 시간 넘게 소화하고 집에 돌아와서는 움직일 힘이 없어 다음날까지 누워 지내는 경우입니다. 현재 본인의 에너지에 맞게 시간과 횟수를 분배하여 규칙적인 일상과 운동을 조화롭게 영위해야 합니다.

H 유형 실제 케이스

회사원인 43세 여성 H 씨는 요즘 손가락 하나 까딱할 힘이 없다는 말이 어떤 느낌인지 실감하고 있습니다. 피곤하다고 말하는 사람들은 많지만 H 씨는 그런 수준이 아닙니다. 사실 H 씨는 20대부터 다이어트 목적으로 펜터민(나비약)을 거의 10년 동안 복용했습니다. 약을 먹다 잠시 중단하고, 살찌는 것 같으면 다시 복용하고, 또다시 끊었다가 살찌는 것 같으면 또 복용하고, 이렇게 거의 10년의 세월을 약에 의존해서 살았습니다. 그러다 약에 내성이 생겼는지 더 이상 약을 먹어도 살이 빠지지 않았고 체중은 점점 늘었습니다. 어디 가서 식욕 억제제를 복용하는 중이라고 말하기 창피할 정도로 살은 자꾸만 쪘습니다. 하지만 바로 약을 끊지 못하고 몇 년을 더 복용했던 이유는 약을 끊으면 혹시라도 살이 더 찔까 하는 불안과 두려움 때문이기도 했고 복용을 중단하면 극심한 피로감과 무기력에 시달렸기 때문입니다.

"펜터민 성분은 식욕 억제제일 뿐 아니라 억지로 체내 대사를 가속화하는 약물이에요. 그래서 먹으면 가슴이 두근거리고 밤에 잠도 안 오죠. 그런 위험한 약을 10년이나 복용했으니 몸의 대사 상태가 완전히 고장 날 수밖에 없어요. 약 없이는 제대로 된 에너지 대사가 이루어지지 않으니 약 복용을 중단했을 때 심하게 피로를 느끼고 무기력감, 우울증에 시달리는 건 흔한 부작용입니다."

"처음에 그 약을 처방해 준 병원도 그렇고, 그 이후 오랫동안 약을 먹을 때도 저에게 그런 부작용에 대해서 제대로 얘기해 준 사람이 없었어요. 약에 내성이 생길 거라고 말해 주는 사람도 없었고 몸도 고장 날 거라고 말해 주는 사람도 없었어요."

"안타깝네요. H님 같은 분들이 정말 많아요."

"이후에는 뭘 해도 살이 안 빠지더라고요. 한약 다이어트도 해 보고, 다이어트 업체 관리도 받아 보고, PT도 받고, 지방 흡입 수술까지 했어요. 그런데 1킬로그램 빼기도 어렵더라고요. 나중에는 다들 저를 포기했고요. 이제는 살도 살이지만 너무 피곤해요. 갑상샘 치료도 받고 있어요. 작년에 갑상샘 기능 저하증이라고 해서 갑상샘 호르몬 약을 복용했거든요. 그런데 두 달 전에 검사했을 때는 또 갑상샘 기능 항진증이라고 호르몬 약을 끊어 보자고, 다시 검사해서 심하면 약물 치료를 해야 할 수도 있다고 했어요. 그런데 갑상샘 기능 항진증이면 살이 빠져야 하는 거 아니에요? 살은 또 안 빠지더라고요."

"갑상샘 질환은 스펙트럼 질환이에요. 갑상샘 호르몬이 비정상적으로 많이 분비되면 호르몬 수치가 높은 항진증의 형태를 띠다가 또 호르몬이 고갈되고 분비가 부족하면 저하증의 형태를 띠기도 합니다. 계속 변화하는 형태이기 때문에 정기적으로 검사하면서 약을 조정해 주어야 해요. H님이 매우 피로한 이유 중에 갑상샘도 한몫했겠네요. 호르몬 상태도 안정적이지 않고 몸이 다방면으로 고장 난 상태네요. 무리하지 말고 정상적인 몸 상태를 회복하기 위한 회복 기간을 갖도록 합시다."

"좋아질 수 있을까요?"

"마음을 조급하게 먹지 말고 하나씩 할 수 있는 것부터 해 보도록 해요. 몸에 좋지 않은 것들을 10년 넘게 했는데 금방 좋아지기를 바라는 건 욕심이죠. 우리 몸은 정말 정직해요. 포기하지 않고 내 몸을 아껴 주면 반드시 변화가 있을 겁니다."

"네."

"그런데 아직도 먹는 양도 너무 적고 부실하네요. 단백질 셰이크, 닭가슴살, 곤약밥, 김치 외에는 먹는 게 거의 없네요.

반면에 운동은 주 2회 헬스 PT에 주 3회 그룹 필라테스, 출근 전에 헬스장에서 개인 운동을 따로 한 시간씩 하고. 피곤하지 않을 수가 없겠는데요?"

"네. 새벽에 개인 운동하고 단백질 셰이크를 먹고 퇴근해서 PT나 필라테스 수업을 듣고 끝나고 집에 와서는 거의 닭가슴살에 곤약밥, 김치 정도를 먹어요. 일주일에 한 번 치팅데이하고요. 이렇게 해서 겨우 70킬로그램대를 유지하고 있는 거예요."

"언제까지 이 식단과 이 정도 강도의 운동을 유지할 수 있을 것 같아요? 50대, 60대, 70대 되어서도 이만큼만 먹고 이정도로 많이 운동하면서 살 수 있을까요?"

"지금도 겨우 버티고 있는 거라서 저도 바꿔야 한다는 걸 아는데 이렇게 안 하면 이것보다 더 찔까 봐 무서워서 너무 힘듦에도 불구하고 하고 있는 거예요."

"바꿔야죠. 운동도 줄이고 먹는 것도 바꿀 겁니다. 잠깐은 살이 찌는 것 같겠지만 궁극적으로 적당히 먹고 적당히 운동해도 살찌지 않는 몸을 만들기 위한 과정입니다. 지금처럼 먹고 지금처럼 운동해서는 절대 망가진 대사를 정상화하고 건강을 회복할 수 없어요. 이 상태라면 몸은 이 정도만 먹고 이 정도로는 운동해 줘야 겨우 70킬로그램대를 유지하는 몸에서 변하지 못할 테고 나이를 먹을수록 기초 대사량을 비롯한 대사 능력은 더 안 좋아지겠죠.”

“네. 그럼 어떻게 바꾸면 좋을까요? 여기서 제가 뭘 더 해야 하는지 모르겠어요.”

“뭘 더 하는 것이 아니라 덜 하는 겁니다.”

“네?”

“운동과 식단을 비롯한 다이어트 강박에서 벗어나는 것이 먼저입니다. 한동안 체중도 재지 마세요. 체중계 숫자가 아닌 본인의 몸과 마음의 컨디션에 집중할 거예요. 피로도는 어떤지, 잠은 잘 자는지, 소화는 잘되는지, 기분은 어땠는지, 이런 점들의 변화를 지켜보면서 하나씩 개선해 나갈 겁니다. 먼저 운동은 출근 전 운동과 출근 후 운동 둘 중 하나만 하겠습니다. 지금은 너무 과해요.”

“그럼 아직 수업 등록해 놓은 게 남았으니 출근 전 개인 운동을 안 갈게요.”

“네. 그럼 평일에는 퇴근 후 운동하기로 하고 주말에는 개인 운동을 하면 되겠네요. 아침 시간 여유가 생겼는데 그 시간을 다 자는 시간으로 대체하기보다는 명상과 스트레칭 시간을 가집시다. 아침에 여유를 즐겨 보세요. 식단도 지금처럼 종류를 엄격하게 제한하는 건 그만둡시다. 그렇다고 일부러 몸에 좋지 않은 가공식품을 찾아 드시라는 건 아닙니다. 지금은 야채나 과일 섭취도 너무 적네요. 비타민이나 미네랄은 어떻게 섭취하고 계세요?"

"영양제로 먹고 있어요."

"야채나 과일 같은 식품에는 영양제 형태로는 구현할 수 없는 파이토케미컬이 들어 있어요. 그런 성분들이 항염, 항산화 성분들이자 우리 몸의 대사를 효과적으로 이뤄지게 하기 위한 코팩터cofactor들로 작용하고요. 야채를 먹으면서 식이 섬유소를 섭취하는 것도 건강상 중요합니다. 그리고 치팅데이라는 개념은 잊으세요. 평일에는 단백질 셰이크, 닭가슴살, 곤약밥만 먹다가 주말에 마라탕, 맥주까지 드셨네요. 식단에 대한 강박을 버리라는 의미가 몸에 안 좋은 것을 마음껏 편히 먹으라는 뜻이 아니라는 거 방금도 말씀드렸죠? 오히려 주말에 시간적인 여유가 있을 때 찐 야채나 샐러드 같은 간단한 요리를 해서 드셔 보세요. 건강해지는 기분을 느끼실 수 있을 거예요."

2주 후 만난 H 씨는 이전보다 훨씬 컨디션이 좋아 보였습니다. 그녀의 염려와 달리 살이 찌지도 않았습니다.

"운동을 줄이고 닭가슴살에 곤약밥 식단을 지키지 않는다고 살이 찌는 건 아니지요?"

"그렇더라고요, 선생님. 처음에는 살이 확 찔까 봐 불안했는데 그렇지 않더라고요. 지금까지 헛고생하며 뭘 한 건가 싶기도 했어요."

"피로도나 컨디션은 어떠세요? 얼굴은 피부도 그렇고 표정도 그렇고 불과 2주 전에 비해 훨씬 좋아 보여요."

"아주 좋아졌어요. 일단 아침 운동을 그만두면서 20분 정도 늦게 일어나는데 차이가 크더라고요. 아침에 일어날 때 훨씬 덜 피곤하고 아침을 여유 있게 시작하니까 하루 종일 마음이 덜 조급한 거 같아요. 선생님 말씀대로 자기 전에 물을 침대 옆에 두고 자서 아침에 눈 뜨면 물 마시고 5분 정도 명상하고 라디오 들으면서 스트레칭해요. 사과도 먹고요."

"식단 사진도 보면 이전보다 훨씬 낫네요. 야채 섭취도 많아지고 단백질 공급원도 훨씬 다양해지고요. 예전에는 단백질을 셰이크랑 닭가슴살로만 드셨는데 이제는 두부도 있고 생선도 있네요."

"식단에 대한 강박을 버리고 나서 요즘이 더 건강하게 먹는 것 같아요. 주말에 치팅데이라고 몰아 먹는 것도 없어졌고요."

"이렇게 개선해 나가다 보면 망가졌던 체내 에너지 대사도 서서히 회복되고 예전에는 도저히 빠지지 않던 살도 약간의 변화만으로도 반응이 오는 몸으로 바뀌는 날이 올 겁니다."

건강에 해로운 약물 사용과 잘못된 다이어트로 오랜 시간 어려움을 겪었던 H 씨도 면역 다이어트를 통해 건강한 신체와 에너지를 회복해 가는 중입니다.

이것부터 시작해 보세요

1. 100번 씹기

음식을 먹을 때 한입에 100번씩 씹기를 해 보세요. 우리 몸에 포만감을 느끼게 하는 호르몬이 분비되기 전, 음식을 빠르게 섭취하면 과식의 위험이 있습니다. 하지만 100번 씹기는 위장을 비롯한 소화 기관에 음식물을 분해해서 소화시키는 업무 강도를 줄여 주고 만성적인 소화 불량 증상에도 큰 도움이 됩니다. 100번씩 꼭꼭 씹어서 삼키고 포만감이 느껴지면 수저를 놓아 주세요.

2. 밥 먹기 전 방울토마토 10알

토마토는 라이코펜을 비롯한 항산화, 항염 성분이 풍부한 슈퍼 푸드입니다. 손질도 간편하고 쉽게 무르지 않아 보관도 다른 야채에 비해 길게 가능하고 도시락으로 싸서 다니기도 간편합니다. 방울토마토는 껍질째 먹기 때문에 번거롭게 따로 껍질을 벗길 필요도 없고 껍질의 좋은 성분을 섭취한다는 장점도 있습니다. 식사 전 방울토마토 10알을 꼭꼭 씹어서 먹으면 몸에 좋은 각종 파이토케미컬을 섭취할 수 있을 뿐 아니라 포만감으로 식사량을 줄이는 데도 큰 도움이 됩니다. 물론 방울토마토 한 개에 100번씩 꼭꼭 씹는 거 잊지 마세요.

3. 5분 아침 명상

매일 아침 5분 명상을 해 보세요. 명상이란 걸 처음 해 보는 분들은 생소하고 이렇게 하는 게 맞는 것인지 의구심이 들겠지만 명상에는 정답이 없습니다. 그저 하루 5분이라도 생각을 비우고 내 호흡에 집중하는 시간을 가지면 됩니다. 명상은 자율 신경계 균형을 비롯한 몸과 마음의 건강에 큰 도움이 됩니다. 꼭 가부좌를 틀 필요도 없습니다. 의자에 앉아서 해도 좋습니다. 하루 5분 온전히 나에게 집중하는 시간을 가지시길 바랍니다.

4. 매일 산책

산책이 건강에 주는 이로움은 상상 이상입니다. 단순히 부족한 신체 활동량을 늘리는 수준이 아니라 일종의 걷기 명상으로 몸과 마음의 건강 회복에 매우 좋습니다. 빠르게 걷거나 오래 걷는 것이 중요한 게 아닙니다. 한 번에 오래 걷는 것과 짧게 자주 걷는 것을 굳이 선택해야 한다면 저는 짧게라도 자주 나가 걷는 것을 추천합니다. 산책도 명상처럼 돈이 드는 것도 아니고 오늘 바로 시작할 수 있는 변화입니다. 산책으로 몸과 마음을 환기하는 시간을 가지시길 바랍니다.

내 몸의 면역력은 높이고 염증은 줄이고 체질은 바꿔 주는 신개념 다이어트

면역 다이어트

초판 1쇄 발행 2025년 2월 20일

지은이 김사랑
펴낸이 민혜영
펴낸곳 카시오페아
주소 서울특별시 마포구 월드컵로14길 56, 3~5층
전화 02-303-5580 | **팩스** 02-2179-8768
홈페이지 www.cassiopeiabook.com | **전자우편** editor@cassiopeiabook.com
출판등록 2012년 12월 27일 제2014-000277호

ⓒ김사랑, 2025
ISBN 979-11-6827-266-8　03510